大夫，你只是观察，而我在体验。

——图姆斯，美国医学哲学家

心灵物语

　　我曾无意识地瞎吃瞎喝，身体不好了就完全把自己交给医生和医院，也非常迷信药物的作用，从来没有想到过饮食和生活方式对于疾病预防与治疗所能起到的重要作用。当身心疾患缠身时，曾经担忧过、害怕过、迷茫过，甚至对未来人生感觉就要失去了希望。就是通过在疾病面前的反思，通过倾听来自身体的声音，通过一次次危急关头关爱自己的实践，渐渐收获了身心回归的无比欢欣和喜悦。

　　生命中的健康、快乐与幸福，真的可以由自己去把握。

生命由自己把握

朱晓华 著

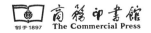

商务印书馆
创于1897 The Commercial Press

2017 年·北京

图书在版编目(CIP)数据

生命由自己把握/朱晓华著.—北京:商务印书馆,
2017

ISBN 978-7-100-13253-4

Ⅰ.①生… Ⅱ.①朱… Ⅲ.①健康—基本知识
Ⅳ.①R161

中国版本图书馆 CIP 数据核字(2017)第 068413 号

生命由自己把握

朱晓华 著

商 务 印 书 馆 出 版
(北京王府井大街 36 号 邮政编码 100710)
商 务 印 书 馆 发 行
北京顶佳世纪印刷有限公司印刷
ISBN 978-7-100-13253-4

2017 年 7 月第 1 版　　　　开本 710×1000　1/16
2017 年 7 月北京第 1 次印刷　　印张 13¾
定价:39.00 元

目　录

序：晓风和畅法阴阳，华枝春满送安康

认识晓华兄是个很奇妙的因缘。大约两年前，我们在一个新华社朋友发起的"健康大业"微信群里相遇，因为经常做健康方面的互动，所以就互相加了好友。聊到后来才惊喜地发现，晓华兄竟然是我爱人的同门大师兄！我爱人读研的时候就听说过他，但一直未曾谋面。反而是我这个地理界的门外汉，却因为健康的缘由跟他保持着密切的联系。

认识之初，晓华兄就给我发了他的著作——《会爱自己才健康》的初版图片和内容简介，我看了以后非常佩服，也觉得很有缘分。他到南京出差之时，我们见了几次面。一个锃光瓦亮的大脑门，有点儿像江苏卫视的某个著名主持人。晓华兄是个和蔼可亲、幽默风趣的人，没有一点儿京城学者的架子。不过当时因为有其他朋友在场，所以也没好意思向他讨一本大作拜读。后来又因忙于诊务，也没空到书店去购买他的作品。

上个月的某个中午，门诊结束后，我突然发现晓华兄早上发来的信息："武郎中您好，鄙人的健康感悟，在原作的基础上，补充了不少的内容，近期拟出修订升级版，能否请您给写个再版序言？说说您从专业医生的视角，如何看待我这个普通病患关于生命之中健康、快乐与幸福的感悟？"

我有点儿受宠若惊，咱只是个民间小医生，不是名校教授也不是大牌专家，从来没给别人写过序。盛情难却之下，硬着头皮，答应试试。于是，每天出门诊回来，详细拜读晓华兄最新书稿的电子版，边学习，边沉思，感触颇深，获益良多。

生命由自己把握

晓华兄的大作，内容非常丰富，涉及面非常广博，实事求是地讲，在健康素养的知识储备和健康实践的身体力行上，他已经走在了许多人的前面，甚至超过了某些专业人士。我想，这大概与他成长环境和人生阅历的升华蜕变有关，与他思想意识的深邃洞察有关，与他本身从事的工作性质有关，也与他的勤奋好学和优秀的科研能力有关。以上这些密不可分千丝万缕的联系，最终凝结成入木三分的生命领悟，浓缩成千锤百炼的人生精华。

这几年来，晓华兄利用自己的影响力，孜孜不倦地向身边的朋友传播健康理念。他经常自掏腰包，做一些公益活动，如向洪灾地区捐款，邀请著名医学专家到他的单位为大家讲解职业保健知识，等等。这本书里，他不但写出了自己的亲身经历和感受，还纠正了普通人的许多关于健康理念的错误认识，教他们树立正确的养生观念。从身心灵高度统一、高度和谐的角度，详细阐述、论证了我们每一个人应该怎样爱自己、爱健康、爱生活、爱生命。

修订本里，晓华兄增添了一些最新的感悟和最新的资料，包括国内外的最新研究进展，读起来不仅新鲜而且"接地气"，还能学到许多"干货"。全书朴实无华，娓娓道来，正所谓"文如其人"。晓华兄曾在安徽、陕西、江苏及北京等地求学、工作和生活，他呈现给我们的，其实是深厚的徽州文化与黄土文化、金陵文化及京城文化的有机结合。

一个多月来，我基本上一字不漏地读了好几遍，通过反复的学习、领悟，终于学有所得，下面略略总结我的心得体会：

一、爱人先爱己

作为临床一线医务人员，我每天接触到各种各样的患者，以前觉得个人能力有限，只要尽最大努力，完成本职工作，看好每一位患者就尽心尽力了。因为临床繁忙的工作，很少到外面去做科普。后来，门诊上的一个特殊患者的经历，让我彻底改变了想法。

两年前，一个年仅 36 岁的朋友，硕士研究生学历，曾是某地区的公务员，刚被提拔为部门领导，过完春节去单位报到后的第二天，却再也没能来上班，因为她身体疼了一年多，直到疼得实在忍无可忍，才去医院检查，发现已经是乳腺癌晚期，一年半后撒手人寰，孩子还不到 10 岁。

这件事让我很震惊，身边很多人，包括一些所谓的高级知识分子，他 / 她们的健康素养或者说"健商"非常有限，某些甚至为零。对医生来讲，很多病可能只是常识，但对其他非专业人士来讲，却一无所知。所以，很多人真的不是死于疾病，而是死于无意识和无知。

本书之所以取名《生命由自己把握》，就是始终围绕生命之中的"身心灵"问题，按照科研上"是什么""为什么""怎样""怎么样"的逻辑思路，详细阐述了"生命究竟由谁把握""生命怎样才能由自己把握""生命怎样才会由自己把握"等论题，得出了"生命之中的健康、快乐与幸福，可以由自己去把握"的结论。这些不只是理论的推演，而是来自晓华兄亲历的病痛以及自我救赎的实践，实属难能可贵。不仅广大健康爱好者可以对照他来学习，增强自己的健康意识与能力，而且，他以病患的视角对疾病的感悟与自我救赎的实践，完全也可以成为专业医生加深对患者认识的绝好案例与样板，这对和谐医患关系定有所裨益。

人体是个复杂的能量系统，这个系统的复杂性也就是世界卫生组织所说的"生物—社会—心理"的医学模式。无论是谁，都会生病，医生生病的时候，也很脆弱，也很无助，无论是谁，都需要掌握和了解如何爱自己。

二、上工治未病

2016 年 9 月起，我应邀到金陵老年大学开班授课，主讲《黄帝内经养生智慧》。《黄帝内经》里面主要的养生思想，有经络养生、四季养生、饮食养生、情志养生……概括起来就是八个字：法于阴阳，和于术数。具体来讲，包括：饮食有节，起居有常，恬淡虚无，等等，如此才能"精神内守，病安从来"。

这几年我越来越认识到，单纯局限于门诊上的工作是非常有限的，即使再努力，也都是事后诸葛，亡羊补牢，况且很多时候，医生只能是"修修补补"，无济于事。"预防胜于治疗"，这样的观点永远不会过时。这就是我们老祖宗提倡的"上工治未病"，一定要在没有生病之前，预防调摄，注重养生。否则"夫病已成而后药之，乱已成而后治之，譬犹渴而穿井，斗而铸锥，不亦晚乎？"

所谓"处处留心皆学问"，我们可以清楚地看到，在这本著作里，以上的方方面面都兼顾了，而且基于他的实践检验，可以具体操作。如"把握自己生命的十二把钥匙""素食为主怎么吃""打造完美便便的十一个窍门""过敏自我调理的十条上策""掌握几招简单实用的保健方法"等等，可以说非常周到，他的爱心与体贴全部跃然纸上。

随着人口红利的消失以及人口老龄化的提前到来，我国的慢性病患者越来越多。2016年是大健康年，在全国卫生与健康大会上，习近平总书记全面阐述了推动健康中国建设的重大意义，重申没有全民健康就没有全面小康。同年10月，中共中央、国务院印发了《"健康中国2030"规划纲要》，健康正受到前所未有的关注。《纲要》中体现出以人的健康为中心的大健康理念，要求从健康促进的源头入手，强调个人健康责任，通过加强健康教育，提高全民健康素养，塑造自主、自律的健康行为，引导群众形成合理膳食、适量运动的习惯。

本书着力提倡的理念可谓与此不谋而合。

三、泛爱而亲仁

综上所述，晓华兄基于其亲历病痛和收获身心回归喜悦的真实经历所呈现出来的这本著作，从病患的视角切入，亲历病痛，通过饮食结构与生活方式的调整与改变，感悟生命，文字简单朴实，娓娓道来，没有过多的专业术语，更易引起广大健康爱好者的共鸣，这是一本融合国学、医学、地理、营养、心理等方面的作品，是积淀深厚的徽州文化，在新时代的一次平淡又华丽的绽放，注定影响深远，承担起健康传播的重要角色。泰戈尔说过，"你将看到我的疤痕，知道我曾经受伤，也曾经痊愈"，晓华兄勇于层层解剖自己，把自己亲历的病痛及其自我救赎的过程一幕幕清晰地展现出来，我想，许多读者很容易从他身上找到自己的影子，更以他为镜子，照到自己在健康与生命等方面的种种不足。晓华兄在字里行间流露出来的发自肺腑的真诚与满满的自信，值得为之点赞。

《佛说孛经》中说"友有四品"："有友如花，有友如秤，有友如山，有友如地。"晓华兄是一位如山、如地的朋友，他学识渊博、德行兼备，有很多内在的宝藏可以挖掘，和他在一起，能让我们受益，能为我们担当许多，丰富我们的生命内涵。

最后，摘录卓别林的部分诗词，与晓华兄及诸位关心健康事业的同道共勉：

> ……
>
> 当我开始真正爱自己，
>
> 我开始远离一切不健康的东西。
>
> 不论是饮食和人物，还是事情和环境，
>
> 我远离一切让我远离本真的东西。
>
> 从前我把这叫作"追求健康的自私自利"，
>
> 但今天我明白了，这是"自爱"。
>
> ……
>
> 当我开始真正爱自己，
>
> 我明白，我的思虑让我变得贫乏和病态，

生命由自己把握

但当我唤起了心灵的力量，
理智就变成了一个重要的伙伴，
这种组合我称之为，"心的智慧"。

我们无须再害怕自己和他人的分歧、矛盾和问题，
因为即使星星有时也会碰在一起，
形成新的世界，
今天我明白，这就是"生命"。

爱自己，爱健康，爱生命，爱众生，这是一场没有终点的修行。
是为序。

武建设

2016 年 12 月 12 日

（武建设，医学博士，南京武郎中工作室创始人，中华医学会、
中华中医药学会、江苏省中医药学会委员。）

前　言

　　长期苦不堪言于便秘、痔疮、肥胖、皮肤过敏、前列腺炎等多种疾病以及在京城工作与生活的各种压力，担忧过，害怕过，迷茫过，甚至对未来人生感觉就要失去了希望。就是通过自己在疾病面前的反思，通过倾听来自身体的声音，通过一次次危急关头关爱自己的实践，从而收获了身心回归的无比欢欣和喜悦。以自己所经历的病痛与自我救赎的历程为案例，出版了《会爱自己才健康》（科学普及出版社，2014 年 5 月）一书。拙作出版之后，受到了许多朋友与读者们的喜欢，以此为契机，我也不遗余力地到处宣传与号召大家高度重视自己的健康问题，从学会爱自己着手，尝试与身体的对话，成为自己最好的医生，承担起对于自己和家人的健康责任！

　　俗话有云：兴趣是最好的老师。在从事专业工作之余，这些年我业余时间的主要精力都花在了在对健康问题的关注、研究及传播之中，结合自身实际，不断地学习与实践，与身体的对话在不断地深入，对健康理念的理解在实践中也不断地升华，对生命之中健康、快乐与幸福的认知也越来越有感悟。生命之中确实有许多无法预料的事情，这些无常告诫我们要时刻敬畏生命，但这不意味着我们对生命就只能被动地等待，毫无作为，相反，通过自己的努力，我们完全可以将生命之中的健康、快乐与幸福把握在自己的手里。为了更好地分享这些感悟，于是在《会爱自己才健康》的基础上，进一步完善其内容，增加了原书稿约百分之五十的内容，以《生命由自己把握》的书名修订出版，希望广大朋友与读者们通过我的案例，从自己做起，转变对疾病的观念，从饮食结构与生活方式入手，进行适当的调整与改变，从而重塑自己的健康，并找到自己生命之中的快乐与幸福。只要从现在做起，一切都还不算迟。

我非医学科班出身，在健康领域，充其量只能算是一位"业余票友"，我所呈现出来的文字与案例，只是在真诚且全方位地解剖我自己给大家看，大家权且可以当成换一只眼看世界而已。我的经历与感悟并非就一定正确，但是我基于普通病患的视角，与广大非医学专业的朋友与读者们而言，可谓立场相同，感同身受，用美国医学哲学家图姆斯在其《病患的意义》一书中的感言来形容最为恰当不过了："大夫，你只是观察，而我在体验"。《生命由自己把握》就是我作为一名普通病患的亲历病痛与自我救赎的真实体验。所以，我期待大家阅读拙作之后，能或多或少地从我身上找到自己的影子，重新认识疾病与健康的关系，将生命之中的健康、快乐与幸福，实现由自己把握！

一不小心踏足健康领域，刚开始只是出于自己的病痛和自我救赎的实际需要，出于个人兴趣，后来慢慢看到那么多人饱受病痛之苦，不仅寻医问药难，更多的时候是那样的彷徨无助，随着与广大朋友和读者们的深入交流，慢慢又觉得有了传播健康的不可推卸的那份责任，于是一发而不可收拾，不可救药地、深深地喜欢上了做这件事情。看到身边许多朋友们因我而带来的健康改变，或大或小，我都感受到了莫大的欣慰。大家好，才是真的好，大家健康，才会有健康中国的实现。能为健康中国的实现哪怕做出一丁点儿贡献，这都是修来的莫大福分。

深夜，耳边不时传来阵阵的风铃声，似远忽近，门外不远处这座古老的寺院已经穿越了一千三百六十多年的历史，见证了数不清的风云跌宕与变幻。这一刻，我能够以健康之身听到它的风铃在风中的摇曳，真好。这一刻，是从原先的疾病缠身走过来的，这一刻，更加深深地感受到了充盈在心底的不可言状的快乐与幸福。如果没有2010年的健康觉醒，如果不践行饮食结构与生活方式的有效调整与改变，如果不去发现生命之中真正珍贵的财富，生命之中的健康、快乐与幸福，怎么能由自己去把握呢？！

感谢一切冥冥之中的安排，我能与健康之业有幸结缘，也因此在全国各地结识了许多有缘的健康之友，成书的过程中也得到了多位朋友们的大力帮助，在此虽不俗套地一一列出他们的名字，但是他们的恩情值得深深铭记。

生命是一场没有终点的修行，就让我们携起手来，一起行走在路上。

能够健康地存在着，快乐地过好当下的每一天，经常能感受到自己内心深处的幸福，我深信这就是一切道理之中最硬也是最实在的道理。

朱晓华

2017 年春节

第一章　生命究竟由谁把握

第一节　身心疾患让人苦不堪言

我 1972 年生人，出生在皖南山区一个偏僻的乡村，家里生活条件一直很一般，小时候到初中都好动不好静，整天与左邻右舍的小伙伴们奔跑戏耍于乡野之间，上山下河，玩得忘乎所以不亦乐乎，学习成绩不好倒是玩出来了一副好身板。因为成绩非常不好，初二被迫留了一级，当时似乎一下子醒悟，知道了父母的不易和人生的艰辛，从此开始努力学习起来。这以后就如许多读书成长的同伴一样，初中、高中、大学、研究生、工作、成家等一路走了过来。上学期间，因为手头非常拮据，一日三餐能吃饱就非常知足了，从来没有想过营养与健康的问题。每餐白米饭打得多，菜反正就那么点儿，从上大学开始，便秘就开始与我纠缠了起来。2002 年 6 月到北京工作，有了工资收入，觉得可以补偿一下自己了，就开始了餐餐不离肉的饮食，并且每顿饭都要吃得饱饱的才行，对于剩菜剩饭也不轻易放过，主动承担起了每餐"清扫战场"的任务，全部一扫而光。可是也就一两年的工夫，在我每天还坚持跑步约一个小时的情况下，肚子就像被气吹足了一样鼓了起来，渐渐地，走路都气喘吁吁，弯腰也不灵便了。身体各项指标都亮起了红灯，体重增加了，血压、血脂、尿酸都升高了，脂肪肝也有了，并由刚开始的轻度变为了中度，而且有向重度发展的趋势。2002 年 9 月我的甘油三酯值为 2.72 mmol/L，大大超标；2009 年 6 月我的尿酸值高达 414 μmol/L，接近参考值的上限。

2008 年到 2010 年春节前的这一段时期，对我个人来说，可谓达到了身心疲惫的顶点。肥胖、高血压、高脂血、脂肪肝、皮肤过敏等疾病我一个也不少，1.67米的身高，体重一度达到了90公斤，腰围也达到了2.9尺，肚大腰圆，站直了几乎都看不到自己的脚尖。另外，不到中年，已经受到了严重便秘长达十多年的深深困扰，并因此还承受着严重痔疮和肛裂的长期折磨。前列腺炎也反复发作，尿频、尿急，小腹经常隐隐作痛但是又查不出何种病因来。对于身体的这些疾患，主要靠着常吃降脂、通便与消炎等药物来尽力维持。然而由这些疾患导致的身心问题仍然如影随形：爱出虚汗，稍微运动就气喘，睡眠质量差，早晨起来后身体异常疲惫，再加之在京城工作与生活的竞争与压力，时常神情低落，对人对事不耐烦，对家人爱发脾气，对家庭生活和工作缺乏信心，常常感觉看不到明天，对未来也失去了希望。

第二节　不能把自己完全交给医生和药物

长期受到这些慢性疾患的折磨，自己的身心非常痛苦。因为这份痛苦，我逐渐开始思考我的身体与我的生命怎么了？为什么我一直上医院看医生并且不断地大把吃药，医药费也花了不少，可是身体的状况却还是每况愈下呢？我一直十分信赖医生和药物，可是究竟是哪里出了问题才造成了如此的局面？痛定思痛，痛何如哉！在暗夜里我时常拷问自己：难道还不到不惑之年的生命之花就要如此凋零了？

既然完全依靠医生和药物不能完全解决身体问题那可能还在哪里出了问题呢？问题的根源究竟在哪里？带着这些疑问，我开始广泛查阅资料，用心地研究起"打造健康、养护生命"这个自己设计的生活课题来！通过不断的学习和自我对照、反省，我逐渐认识到自己之所以身受慢性疾病的长期困扰，并且越来越重，可能是由于长期脑海里固有的视疾病为敌人的看法出了什么问题，可能是由于自己的饮食结构和生活方式出了什么问题。于是从 2010 年春节开始，一定程度上当时也是抱着死马当成活马医的侥幸心理，毅然决定开始施行素食并试着自我减压，通过实践看看除去医药之外的措施对于身体而言到底有怎样的健康养护效果。

第三节　身心回归的意外收获

随着饮食结构与生活方式的有效调整和实践，我试着了解各种食材的功效，悉心关注素食与肉食对身体健康的不同影响，并逐渐从中经历和感受到了许多书本中根本找不到、别人包括医生也不会告诉自己的东西，随着调整过程的不断持续，身体和心灵都在不断地发生着令人欣喜的变化，对生命的感悟也在不断地加深与系统化。在这一过程中，我逐渐体会和发现肥胖、"三高"、脂肪肝等慢性疾患，大都是因为自己吃的食物不符合身体的需要而造成的，药物控制的主要是症状，如果吃的食物不对、吃的方式不对，时常吃得过多、过饱，就不可能从根本上治愈这些与吃有着密切关系的慢性疾病，并且症状可能还会越来越严重。再者，要活出生命的质量和长度，不能把自己的健康完全交给医院和医生，不能把对食物质量的把关完全扔给商场和商家，要学会如何爱护自己的身体和心灵，并养护自己的生命。身体是自己的，要主动为自己探寻身心健康的答案。健康的身心是可以"保养"出来的：不仅要保养"健康的身体"，也要保养"快乐的心灵"。生命中的健康、快乐与幸福，是可以由自己去把握的。

通过转吃新鲜蔬果与糙米等五谷杂粮的饮食调整，不到一年时间，首先见到的效果就是甩掉了自己的大肚子，完全不靠吃药、不靠高强度运动，仅仅依靠饮食结构的简单调整就轻松地实现减重 35 公斤，体形恢复到了正常，腰围也从原先的 2.9 尺（约 96.67 厘米）回到 2.4 尺（80 厘米）。从此找到了打造自己身心健康与把握自己生命的巨大动力和莫大兴趣。

从 2010 年春节开始，用了不到 3 年的时间，通过以素食、五谷杂粮为主的饮食结构和生活中自我减压以及不肆意透支健康为主的有效调整和实践，身体各项指标与体形都在向正常转变（见图 1-1）。每每听到朋友们说"朱老师看起来像个小青年一样"的赞誉，心中充满了无比的欢欣与喜悦。更加意想不到的是，心灵也因此而变得善良、纯净，不再那么浮躁，让我体会到了前所未有的欣喜感、满足感以及轻松感，可以说在生命之中首次体会到了找到自由之身的快乐；那种生命由自己把握的成就感油然而生，令自己感奋不已。

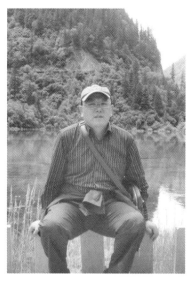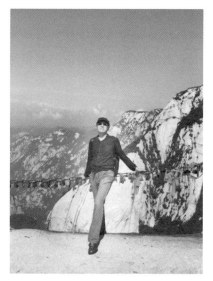

图 1-1　作者饮食结构和生活方式调整前后判若两人
（左图摄于 2007 年 7 月，右图摄于 2016 年 7 月）

我曾无意识地瞎吃瞎喝，身体不好了就完全把自己交给医生和医院，也非常迷信药物的作用，从来没有想到过饮食和生活方式对于疾病预防与治疗所能起到的重要作用。当身心疾患缠身时，曾经担忧过、害怕过、迷茫过，甚至对未来人生感觉就要失去了希望。就是通过在疾病面前的反思，通过倾听来自身体的声音，通过一次次危急关头关爱自己的实践，渐渐收获到了身心回归的无比欢欣和喜悦。

生命中的健康、快乐与幸福，真的可以由自己去把握。

第四节　救己度人善莫大焉

我不是养生专家，我只是一位从事科研工作的普通人，就是芸芸众生中的一粒小小尘沙。本书是基于我个人亲历的病痛、身心回归的实践与经验、健康领域的有关科研进展以及对生命的深刻反思与感悟而集成的，它是我生命的真实述说和写照；如果说科研成果是用脑子在写，那么本书的文字就是用我的真诚、我的心在书写，也可以说是用我的生命在书写、在实践。它涉及如何看待疾病，如何处理饮食与健康的关系，也涉及如何打造对自己、对他人、对地球万物抱有关爱与感恩之心的饮食结构和生活方式，涉及对生命的反思与感悟，我愿意分享给每一位与我有缘分的人。

本书中所有涉及的在家庭生活中可以切实施行的饮食结构与生活方式的调整方法，都是我自己学习、总结并经过实践检验的，具有现实生活中较好的可操作性。我不想把一本书写得让人看不懂，其实大道至简，高深的道理都是可以用最简洁的语言来表达的，我也试图做到这一点。保养身心也是如此，并非吃喝得越贵、越好、越多，身体就会越健康；现实生活中的情况恰恰相反，吃喝得越贵、越好、越多，身体反而会越不健康。把富日子当作穷日子过，适当少食（指少吃一些），以新鲜蔬果和五谷杂粮等为主的简单饮食完全可以打造出身心的健康来，生活的越简单，向自然索取的越少，身心往往会更加健康。

通过从饮食结构和生活方式这两个环节的调整入手，重拾了身体的健康，在心灵上也获得了许许多多无法想象的快乐感与幸福感。我做到了，每一位普通人，只要愿意，同样也可以做到。如果您受到了慢性身心疾病与压力的困扰，那么也可以通过关爱自己的过程，来收获自己身心回归的无比快乐，来把握自己生命中的健康、快乐与幸福。如果您现在是健康的，那更好，只要您稍加注意就可以打造出更美好、身心更加健康的生活来，生命也可以由此把握得更好。

本人从事非医学领域的科研工作，个人以及家庭与医药没有任何关系，与任何"医药世家"也没有丝毫的联系。在健康领域，充其量只能算作一位"业余票友"，文中所有，完全来自我本人亲历的病痛、身心煎熬的历程、对各类专业文献的总结以及媒体的相关报道。这是一位普通百姓和患者对生命的实践、体验、感悟与反思，权请读者把我当成自己身边的一个普通案例，换一只眼看世界，从我的身上能找到自己的影子，我愿意陪伴每一位普通人收获身心回归的喜悦。

第五节　每个人都可以开启重生的旅程

人要生活，离不开衣食住行，离不开赖以生存的地球环境，也离不开健康的身心。随着现代社会的发展，人类在不断前进的同时，正面临着越来越多的问题以及越来越大的身心压力。拥有一个健康的身心是我们每一个人在内心深处无不深深期求的。但是，我们当代人也正面临着一个严峻的生态环境、食物环境、医疗环境与生存环境，每一个人都不能置身事外。

我国面临着资源约束趋紧、环境污染严重、生态系统退化、生态环境愈发脆弱的严峻形势。由于水污染，现在喝的每一口水都不能让我们安心；由于土壤污染，繁育我们的大地母亲正在深深地"哭泣"；频发的雾霾，让我们每个人都无处藏身。总体而言，我国生态环境早已处于赤字运转状态。（李文华，2008）不仅如此，食物环境也存在诸多隐患，不仅食物中抗生素、激素、农药等残留以及添加剂问题突出，而且还缺失食物安全生产必需的整体诚信环境，地沟油泛滥，奶粉等各种食物质量问题频出，食品生产中的"易粪而食"现象已成为公开的秘密。医疗环境还不尽如人意，绝大部分人看病难，"不敢病""病不起"；抗生素滥用与假药、劣药问题严重，危害甚重；过度医疗普遍存在，医疗体系重经济效益，忽视人文关怀与疾病预防；医疗资源向大城市条件好的地方集中化，配置不均、错位，大量真正需要看病的人难看上病。生存环境更是不容乐观，屡攀新高的房价让人不堪重负；生存竞争加剧，各行各业的人们都感到压力倍增；而老龄化社会来临，对于退休以后能否安享晚年已经成为每一个人必须认真对待的重要命题。

在如此形势下，每个人都还要继续地活着，不管处境是容易还是艰难，一定要"用心"地学会如何好好地活着，"用心"地学会如何来保养自己的身心与生命，成为一个时时健康、永远快乐、珍惜幸福的人。

身心健康是自己最大的财富，需要自己亲手去打造才会获得，别人给不了我们。在当前还并不理想的生态环境、医疗环境、食物环境与生存环境下，作为一名普通人所以才要潜心学习，虚心受教，积极实践，时常反思，找寻出适合于自己的身心保养之道。作为一名普通人，我们虽然不能影响到其他人，但是完全可以做到独善其身。我们可以学会如何"用心"爱自己，"用心"学会如何保养出自己健康的身心来，通过饮食结构和生活方式的调整，从而能健康而快乐地享受每一天的生活，并切实感受到隐藏在身边的淡淡的幸福，只有这样，也唯有这样，才能从容应对生态环境、医疗环境、食物环境以及生存环境带给自己的挑战，才能成为一名能拯救自己的生命、并为他人的幸福与健康以及为地球生态环境的保护做出力所能及贡献的高品位的人。

把握了自己生命中的健康、快乐与幸福，逐渐会使自己身体远离疾病，心灵会越来越得到提升，会发现找到了真实本我的快乐，心中会逐渐充满越来越多的爱与感恩，会与他人实现真诚的靠近与交往，变得越来越有人缘；并且通过身心的调整与脉动，也会越来越感受到生命与自然韵律的合拍以及融入大地母亲怀抱的那份真切，活得越来越豁达、平静、安宁！

短短数年时间的饮食结构和生活方式调整，我发觉只要是个有心人，愿意主动学习，愿意虚心接受，愿意不抱成见地亲身实践，每个人都可以开启自己身心健康的新生旅程！

只要从现在做起，从改变每天吃的食物做起，向自然简单地索取，懂得珍惜与感恩身边的一切，适当放下名利物欲的束缚，不需要多长的时间，我们每一个人就会发现在自己身上出现的戏剧性变化；我们不仅可以拯救自己，重拾自己的身心健康，把握住自己生命中的健康、快乐与幸福，而且会对身边的人产生积极正面的影响，更可以减少对自然资源的消耗和对生态环境的破坏，从而为地球母亲做出更多力所能及的贡献。

身体是自己的，健康的身心需要自己来亲手打造，别人永远也给不了我们！努力使自己成为自己最可靠、最贴心的医生。关爱自己的健康，亲身践行饮食结构和生活方式的有效调整，就一切都还来得及，一切都还有希望！

第二章　生命怎样才会由自己把握

第一节　身患疾病不要慌

一、反思自己为什么会生病

　　人作为自然的一员，如万物一般的生老病死概莫能免，出生就意味着死亡的开始，无论是贫穷的还是富有的，高贵的还是低贱的，无一例外。生则固有一死，但是活着却有"健康或是不健康""生命长或是生命短""生命质量高或是质量低"等重要区别。俗话说得好：人吃五谷杂粮，哪能无病无灾！那么，一旦有病了，我们该怎么办呢？看似非常简单的一个问题，其实需要漫长的开悟过程才能找寻到正确答案。以我为例，我从2003年起身体开始发福长胖，到2010年以前，由于我根本不注意饮食问题，脑海中也没有饮食会影响健康的意识，就知道每顿必须要吃饭、每次必须要吃得饱饱的、每天必须要吃肉才能算是有营养，再加之在京城工作与生活上的压力和焦虑，几乎可以说是身心憔悴，慢性疾病缠身。当时，一是根本没有意识到"三高"等慢性疾病的发生与自己的吃喝和压力密切相关，二是每当疾病症状较重的时候，就只知道去医院看医生，就只知道相信医院和医生，就只知道生病了得打针吃药。结果，数年下来，每每是疲于应付，陷入了一种盲目吃喝→慢性疾病发作→吃药控制病情→盲目吃喝→慢性疾病发作→再吃药的恶性循环之中。后来，随着病痛的不断反复与持续加深，我渐渐感觉到不能把自己的身体就这样轻率地给毁了，除了一味地依靠医院和医生之外，我应该为自己的健康做出点儿什么。慢慢地，我反思了自己为什么会生病，反思了我究竟应该对疾病持有怎样的一种态度。现在回想起来，自己学历虽高，但之前确是一个有点儿知识而无文化的人，只懂一点儿专业上的知识，对健康的知识还是来自初中时期学过的生理卫生课以及生活当中的道听途说，真是少得可怜！对食物如何影响健康、对疾病、对身体更是没有什么思考，更遑论对生命的开悟了。

绝大部分人只知生病求医问药，视医生和药物"包治百病"，却很少有人问自己为何会得病，不探求导致自己生病的内外在原因。简单道理，领悟很难，知行更难！人生下来都是人，而人的寿命为什么会长短不齐呢？那是因为每个人对待自己生命的态度和方式存在千差万别，饮食、纵欲、熬夜等都会带来生不生病以及寿命长短的事实差异。《养性延命录·教戒篇第一》中指出："《道机》曰：人生而命有长短者，非自然也，皆由将身不谨，饮食过差，淫佚无度，忤逆阴阳，魂神不守，精竭命衰，百病萌生，故不终其寿。"表 2-1 列出了导致疾病的一些常见因素，不妨自己对号入座。

表 2-1　常见的致病因素

饮食结构	生活方式
长期饱食、暴食、强食，饮食过于精细，过食甜食，肉食多、蔬菜水果摄入少，长期食用非当地当季的食物，长期食用过度加工的精加工食品，垃圾食品摄入过多，嗜食冷食，有色饮料饮用过多，饮食不洁（污染的水与食物、地沟油），长期过食含各种添加剂的食品等。	长期熬夜，生活无规律，长期压抑便意，心理压力大，久坐不动、过"宅"，久居空调环境，不爱晒太阳，性格过于计较、忧郁，爱抱怨，爱攀比，不宽容，不随和，不懂感恩，自卑，遇事想不开，爱发火，认死理，对钱权名利等身外之物看不开，过于高估或看重自己，生活节奏过快，长期疲于奔命，用餐过快，性生活过度，小病就使用抗生素等各种药物，随意就打吊瓶等。

那么，如果身体有了疾病，我们究竟应该怎样看待和采取怎样的措施来应对身体出现的危机呢？如何逃离盲目吃喝→慢性疾病发作→吃药控制病情→盲目吃喝→慢性疾病发生→再吃药的恶性循环呢？

二、疾病是大自然恩赐的"礼物"

人是自然的一员，大自然赋予人的身体有着不可思议的神奇自愈能力。当然，目前对这种身体自愈能力的认知还远远不足。当身体面对危机的时候，身体会自然而然地通过发烧、疼痛、腹泻、食欲不振等方式来处理这些危机，尽管人类目前还没有弄清楚身体这种应对反应的内在机制！人一旦生病，就会出现一些症状，诸如发烧、疼痛、皮肤瘙痒、血压高低的变化、腹泻、食欲不振等，人们习惯上把它们都称之为疾病，传统上此时人们就要去看病，通过打针打吊瓶吃药来控制这些症状。人们把这些症状视为健康的"敌人"，基于一种对抗的态度，千方百计使用各种药物甚至强效抗生素来"灭火"，来消除这些症状！症状消失了，就以为身体又恢复健康了，达到所谓的"战胜了病魔"！殊不知，诸如适度发烧、疼痛、皮肤瘙痒、血压高低变化、腹泻、食欲不振等症状既是身体出现的应急反应，也是大自然赋予我们身体的一种告警，也可以称得上是身体发出来的求救信号，大自然通过这些表现出来的症状告诉我们，我们的身体出问题了，赶紧想办法补救吧，故此，从这个视角来看，疾病不完全是一种惩罚，不完全是我们的敌人，它是神奇大自然恩赐给我们的"礼物"，是警示我们停下脚步来静心思考身体并重新考量我们人生的朋友。我们不应该对疾病采取对抗性的治疗方式，不应轻易地使用药物来过早关闭身体的警报系统，一旦疾病发生了，各种症状出现了，我们应该借此机会认真反思我们的饮食结构和生活方式究竟是哪里出现了问题，要努力从源头上来找原因，而不仅仅是简单地使用药物或是手术来应对，症状只是疾病的表象，循因治疗才是根本，可以问问自己"饮食怎么了""生活方式是否出了问题"。即使是癌细胞，也不是我们身体的异物，也是我们身体的一部分，它是我们过往饮食、生活方式、情绪等"因"而导致的"果"。虽然"与癌症拼搏"的观念还在被热烈地提倡、推广，但是这无疑把人与自己的身体对立了起来。大量的事实表明，手术切割身体的脏器、放疗化疗以及各种特效药物等多种抗癌手段，又哪有多大的胜算，更多增加的只是病人与家人的负担、痛苦以及对社会医疗资源的浪费。探索疾病的治疗技术值得肯定，但是盲目夸大其效果也是万万不可的。许多时候，身患癌症，治疗未必延命，而是会加重患者的痛苦，九成癌症患者死于过度治疗；不治反而可能长生，生存的质量反而可能更好；把癌症部位或器官切除，看似祛病其实致命，往往会缩短寿命。（近藤诚，2015）

对于一个普通人来说，虽然知道人吃五谷杂粮肯定是要生病的道理，但是却对自己身患疾病与吃喝和生活的关系没有什么意识。当前的身体状况，与身体本身并无关系，是过往多年以来自己未在意或是错误的饮食和生活方式等施加给自己身体的，是一个由量变到质变的累积过程。我自己就曾是这样一个鲜活的例子，2010年春节以前我几乎没有意识到过我罹患的慢性疾病会与自己的饮食结构和生活方式有着那么密切的关联，只知道生病了就要上医院打针打吊瓶吃药，一点儿都不需要质疑，也没有必要去质疑，因为身边的人都这样啊，自己接受的那点儿健康教育也是这样说的。从来没有拷问过自己究竟应该为自己的健康承担什么责任。现在回想起来，这当然有"糊涂"的原因，也还有"无意识"和"无知"甚至自视"勇敢"的原因在内。殊不知，自己不知不觉中已然深受其害，不到中年就饱受身心疾患的煎熬与折磨如此多年。现在才清醒地认识到"三高"、便秘、脂肪肝、心脑血管疾病以及过敏、肿瘤、癌症等疾病的发生，主要都是长期以来人们自身的饮食结构和生活方式出了问题，这才是这些疾病的根源，身体的反应只是结果而已，表现出来的只是症状而已！我们要清醒面对的不应只是各种疾病的症状，而是导致这些症状的根源。所以，疾病不完全是我们的敌人，在一定程度上是老天派送给我们的"礼物"，是大自然给予我们的警示，警告我们要赶紧反思我们的饮食结构和生活方式是否出现了问题。知道了疾病背后的原因，才有可能从疾病中彻底、痛快地解脱出来。这就是近十年来我饱受身心疾患折磨而得来的对于疾病态度的转变，它使得我在与疾病的相处中看清了自己关于健康与生命知识、与生活实践的缺失和不足，看到了自己饮食与生活方式上存在的问题，找到了自己需要努力改正和调整的人生方向，认识到身心健康不是天生的，它需要后天主动去"保养"才能有丰厚的收获；认识到生命中的健康、快乐与幸福，是需要自己去把握的。

疾病不应被完全视为我们的"敌人"，它是神奇大自然恩赐给我们的"礼物"，是警示我们需要停下脚步，不仅静心地休息，也静心地思考自己身体、饮食、生活方式等内在问题并重新考量自己人生的"净友"！疾病是对我们长期漠视自己身心健康的"惩罚"，更是友善的"警告"！不宜对疾病采取对抗性的治疗方式，要切实改变这种被动式的应付方式，不应轻易地使用药物、手术来过早地关闭身体的警报系统；一旦疾病发生了，我们应及时接收来自身体的信号，停下来休息静养，并认真反思。找寻答案，这需要医生的帮助，但是解决问题靠谁？不应该完全依靠医院和医生，主要靠的是自己！靠深入反思自己日常吃喝拉撒睡行的问题、对生活的态度以及内心深藏的贪念、焦虑、急躁、忧郁、愤怒、恐惧或者不平等等情绪。对于身体不断出现的各种疾病症状，我刚开始同样地充满了恐惧，对它们充满了敌意、对抗和憎恨，先期是通过各种手段要消灭它们，渐渐地，透过它们，我发现了自己对健康的漠视以及在观念、饮食、生活等方面的种种不足，开始了与身体的对话。我现在对它们怀以满满的感恩，对身体和生命则充满了无比的敬畏与尊重，因为有了它们的启发，我感受到了知识与奋斗绝非万能，也每时每刻都在感受到生命的宝贵和生活的美好，感受到生命之中的健康、快乐与幸福，真的可以由自己去把握。

"三高"、便秘、脂肪肝、心脑血管疾病以及过敏、肿瘤、癌症的发生，都是因为长期以来我们自己的饮食（肉食、饱食、强食、快食与食用多添加剂食品等）和生活方式（长期熬夜、久坐不动，生活节奏快，压力大，负面情绪等）以及社会经济生产方式（如过度利用水土等自然资源、生态环境的破坏与污染等）出了问题，这才是丛生这些疾病的根源；我们要清醒面对的不只是各种疾病的症状，而是要基于此"向内"反思导致这些症状的根源，"内省乎己"才能正本清源，循因才能治本！正确的观念才是治病的"仙丹"，而绝非简单的药物（即使非常昂贵）和手术（手术成功不等于身体会康复）。是"阻击""抗击"疾病抑或是"接纳"疾病、反省自己的生活和生命？这非常值得每一个人深深地反思。

三、读懂疾病的警示

要注意切实转变对于疾病的态度，不要过于执迷药物的作用和以消灭症状为目的的传统治疗模式，一边吃着身体不能接受、可能导致身体出现疾病的食物，例如大鱼大肉摄取过多就很大程度上会导致肥胖与高血压、高脂血等问题，另一边却又在不断地打针吃药，即使通过药物能把身体的各项指标维持到正常的水平，但这也是一种治标不治本的短视行为，有短期效果而没有长期效果，只能应付和解决身体疾患的一时表面之需而已。这种时候，药物不仅只是解决了表面问题，而且还掩盖了内在的问题，让患者因为指标正常而找到了继续对自己身体情况麻木不仁、不管不问以及随意透支的借口。可以说，潜藏的危害无穷。

切实转变对于疾病的态度，及时接收来自身体的信号，努力读懂疾病给予的警示，化被动应付为主动预防，自己尽到对自己和家人健康的责任。重症、急症、大病、疑难病症确需立即就医，但是要达到健康的目标，更应防患于未然，主动预防才是最好的治疗，自己健康了，才能远离各种疾病，远离看病难、治疗费用高以及各种医疗陷阱！《本草衍义》有云："防患（作者注：指死亡）须在闲日（作者注：指平时）。"那么如何主动预防呢？一旦疾病发生了，特别是当各种症状表现出来之后，应及时反思自己的饮食结构和生活方式，应把药物治疗与饮食结构调整以及生活方式的改变有机地结合起来，不要偏执于药物强于食物或是食物强于药物的理念，高烧、疼痛难忍、严重腹泻与脱水以及急症、重症、危症还是要用药物或手术来控制症状，慢性疾病的调理则要高度注重饮食结构和生活方式的调整，几者有机结合起来才能达到最佳保养身心的效果。疾病特别是对慢性疾病的预防强于治疗，如果不从饮食结构和生活方式上入手来进行调理，单纯依靠药物则很难从根本上治愈，这主要只是达到对临床指标的控制而已，指标正常不代表身体就是健康的，就可以高枕无忧了。"三高"、便秘、脂肪肝、心脑血管等慢性疾病的发生，以及恶性肿瘤与癌症的发生，都是日积月累逐渐形成的，预防在于日常生活中多多注意饮食结构和生活方式的调整与改变，千万不要等到有朝一日积累成急症发作了才悔之晚矣。中风、脑梗死、心肌梗死等一旦发生，往往是没有后悔药可以吃的。我们看过一些人几分钟就结束了鲜活的生命，可以想想，那几分钟确是过往的"因"所导致的"果"呀！所有的疾病都不会无缘无故地发生，几分钟的"果"基本上是过往长时间饮食、生活、情绪、压力等因素综合作用与积累的结果。

疾病发生后，我们需要的不是对抗，我们要真诚地感谢疾病这个朋友，要透过这个朋友的警示，学会关爱自己，告诉自己放慢前行的脚步，告诉自己要适当放下名利物欲的束缚，并从饮食结构和生活方式两方面进行有效的调整和改变，调理疾病，减轻症状，从而减轻身体的、精神的与经济的多重负担。

生命由自己把握

当我们把疾病当作了朋友，我们就可以逐渐化被动为主动，保养出健康的身心来。切实转变传统的"生病了就当然要去看医生"的固有观念，转变有病就只能、只会上医院，就只能、只会吃药的传统理念，不要片面地迷信医生，其实医生也是普通人，除去他专业的那点儿医学知识之外，他的营养学知识、对疾病的态度、对食物的认知、智商、情商以及生活经历、经验、待人处事之道等也许并不比他的病人高出多少，并不一定知道如何才能活出既有长度又有质量的健康生命，也不要把医生开的药即便是昂贵的药当成是万能的"灵丹妙药"，要学会倾听自己身体的声音，客观分析医生的意见和建议（虽然许多时候某些医生只给开药，而并不认真地聆听病人的诉说）。90%的慢性疾病都可以通过饮食结构与生活方式的调整发挥出建设性的作用。（冈本裕，2010）作为一名普通人，作为一名潜在的病患，要逐渐学会反思自己的饮食结构和生活方式，要学会自我转变，不要等着进入胡吃海喝、生活无序、透支健康→看医生→吃药、打吊瓶与做手术的恶性循环当中。

四、成为有智慧的病患

不仅要有有医术、有道德的医生，还要有具有智慧的病患。作为一名医护人员，要有道德、有责任，不完全以营利为目的（这个当下似乎有点儿难），要对病人负责，要把病人放在一个平等的位置，给予他们以必要的人文关怀，不是一味地开药、开贵药和轻易采取手术，不吓唬或恐吓病人，不轻率地做出关于病人生存时日的判断或结论，不要试图通过增加病人的恐惧或不安来吸引病人或是显示自己的本领，不忽悠病人，不要过分渲染治疗效果，千万要珍视病人的生命而不是仅仅把病人当成是自己营利的工具，而是开对药甚或不开药并给予饮食、生活、运动、心理等健康调理的建议，不该吃的药尽量不给病人吃、不该做的手术尽量不给病人做，注重医药、手术、食物以及身体自愈能力发挥的有机结合；而作为病患，不要一味地处于被动的位置，而要努力使自己成为一名有智慧的病患，明了生命轮回的自然规律，生死乃自然之大道，科技进步了绝非啥病都能治，任谁也无法逃脱自然规律的掌控与轮回，要通过自己的学习和观察，具备一定的身心健康与医学常识，不要成为那种只盲目崇拜大医院，做"去医院了就一定要开点儿什么药，不然就心中不甘"的病人，不迷恋药物的作用，不盲目崇拜医生，切实改变认为医学万能、医生对身体就了如指掌、什么都懂、什么都能治、"包治包好"的认知误区。对在自己身体上服用特效药物、采用手术等医疗措施持有保守的态度。在身体的"灾害"面前，"自救"永远第一！死于疾病可也，但不能死于观念的愚昧和自己的无意识甚或无知，更不应死于自己的"作死"，例如长期熬夜、昼夜颠倒、长期吃得太多太饱、烟酒过量、纵欲过度、带病加班等。

作为患者，不是故意要学着狡诈，在时下许多医院以利益为先的背景下，我们不认识医生，医生也不是我们的朋友，千万不要一厢情愿地把自己的健康和七尺之躯轻率地交给以营利为目的那些医院和医生，不要对以利为先的那些医院和医生唯命是从，不要轻率地就打开自己的钱包。如果我们有了视疾病为朋友的态度，意识到了饮食结构与生活方式调整对于慢性疾病（包括恶性肿瘤和癌症）调理的建设性作用，我们就会大大减少与医院和医生打交道的机会，并获得身心的健康。

人的身体有着自然所赋予的神奇自愈力，纵然人类已经登上月球了，纵然大谈精准医疗，但是对于身体的奥秘还知之甚少，最陌生的还是我们自己！身体有着与生俱来的神奇自愈力量，要仔细评估医药和手术的危害，减少不当药物的摄入以及避免采取不当的手术，"贵的药未必就是好的药""不该吃的药千万别吃""不要把药物当成食物来吃"，破除医学万能、药物万能的迷信，药物用来控制一些突出症状以及控制疾病的进一步发展是必要的，但是不要用错误的、过度的药物介入来干扰甚至破坏身体自愈能力的发挥。每个人的身体对于疾病都有适当的抵抗力与自愈的能力，假如病菌等对身体造成的危害已经超过了身体的综合抵抗能力，那就需要药物的介入了。如急性肠胃炎，如果发生了持续性的肠道绞痛，可以对腹部采取热敷，必要时注射止痛针；如果发生严重腹泻，一是可以适当补充糖盐水，二是服用止泻药、抗菌药，或是服用藿香正气水。采不采取医疗措施，要几者相权取其重，做出一个明智的合理的判断。适当的、身体可以承受的腹泻，那是在排出身体不能接受的东西，其正面意义不言而喻，不必过早地使用药物关闭身体的自愈反应能力。

尊重身体，不随意切割脏器，敬畏生命，相信和发挥自己身体的自愈能力，约有九成的疾病，都可以通过身体自身修复，自然造化的身体本就是最好的"神医"，在奥妙无穷的身体面前，医生只是身体的助手，提供一个有利的环境协助身体康复而已，不当的医药与短视的应对只会伤害身体的健康，毁坏身体的自愈能力。现在许多孩子稍微有点儿发烧、疼痛、腹泻，一些医生和家长就会给孩子吃退烧药、止痛药、止泻药，实际上，适当的发烧、疼痛、腹泻都是身体出现的应急反应，说明孩子的身体正在出现好转和恢复，就如人疲倦了就会发出休息的信号一样，过早的介入性治疗只会终止身体的自愈过程，伤害孩子身体的自愈力。不仅孩子如此，大人经常也是这样，一有点儿头疼脑热就往往抵抗不住（意志力较为薄弱是主动原因，医生给开药和自己没有这方面的意识是被动原因；对于孩子，则往往是医生与大人强加的），就要吃药，而实际上药物缓解或止住的只是症状，疾病并未治愈，会继续在体内累积，而身体自愈的过程被人为中断后，身体自愈力也会因此而受到伤害。还有常见的感冒，只要不是出现高烧的情况，一般的普通感冒一周时间就可以自行痊愈，吃药是一周好，不吃药也是一周好，但是吃药却会对身体产生许多伤害；再者，现在许多人感冒后会用抗生素，也有许多人会打吊瓶，据统计，现在门诊感冒患者约有75%使用到了抗生素。（郑英丽等，2007）这种处理对身体的伤害就更大了，其实只要注意休息、多喝水即可。有些人无论大病小病，乱七八糟地吃一堆药。事实上，吃的药越多，药物之间相互作用的可能性就越大，《本草衍义》中说"况招来和气之药少，攻决之药多，不可不察也"。美国药店在2009年共配了39亿处方药，配药错误率为1.7%，即每年超过66万人次领错药；其中，足以造成潜在危害的严重错误约32.5万例。（一节生姜，2014）在我国，每年因药物不良反应住院的人数达到250万人，死亡人数是19万；在现代科技大量投入的医学领域，误诊率不但没有下降，反而呈现出明显的上升趋势。（张克镇，2016）根据综合学术文献以及各种报道，误诊率大约在30%～40%；越是重大疾病，误诊率越高。这是多么触目惊心啊！过度医疗、不当医疗以及对病人临终关怀的缺乏会加快结束病人的生命进程，这些甚至比疾病本身更为可怕。

　　这里举小孩夜啼的例子。小孩如果发生了夜啼，许多家长就会带孩子去医院看医生，开点儿什么药给孩子吃。如果我们是有智慧的家长，就要仔细分析孩子夜啼的可能原因：过暖抑或过冷？饥饿抑或过饱？易暴躁生气？对牛奶等食物过敏？衣服穿着不适宜？另外，适度的啼哭是孩子成长的必需，要遏制吗？

　　俗话讲得好，"要想小儿安，衣被不过暖，饮食不过饱，要耐得三分饥和寒"。可是现在的家长给小孩穿得多、吃得多，稍微一哭就拿糖哄，这实际上对孩子并无益处。找对了原因，采取相应的措施即可，不要随便去看医生、胡乱吃药，不应轻易服用小儿惊风散之类的药物，它含有砷、汞等成分，服药后小孩不哭不闹并非病治好了，实是神经系统中毒的表现，不可不慎啊。

再举胃病为例，如果发生胃胀、恶心、干呕了，是少吃点儿还是吃胃药呢？实际上，引起胃部不适的诱因有暴饮暴食、劳累、幽门螺旋杆菌感染、常吃止痛药、秋冬的季节变换、熬夜与生活不规律、生气等，因为诱因不同，同样的药对于不同患者来说并非都能适应。所以，努力成为有智慧的病患，不能盲目吃药，而要反思自己得病的原因，采取针对性的调整措施。另外，现在医学上把幽门螺旋杆菌视作胃病的元凶，其实，这是需要探讨的，之所以出现幽门螺旋杆菌，它出现的环境是什么？是不是不恰当的饮食和生活、药物刺激、情绪失控等诱导了它的出现，它也是一个"果"而非"因"，单纯地杀灭幽门螺旋杆菌，并非就能治愈胃病。

还可以举耳鸣和失眠的例子。耳鸣，一般到医院会打吊瓶吃药，但是打吊瓶吃药对治疗耳鸣管用吗？引起耳鸣的原因很多，身体疲劳或衰弱、气血不足、颈椎损伤、脾胃湿气重、耳部神经供血不足、长期使用耳机和剃须刀以及飞机和火车噪音等都能引起耳鸣，治疗耳鸣也要对症施药。如果因为疲劳导致的耳鸣，应注意适当休息，多睡觉；常按摩耳部与头部，做"鸣天鼓"（两掌捂住耳朵，用两个食指敲击后脑勺）；试试艾灸熏灸耳部，促进血液循环。少戴耳机，坐飞机等注意减弱噪音。如果是因气血不畅，肾虚，则需进补（中老年人居多）。如果是颈椎问题，则更复杂了，长期姿势不正确会导致颈椎损伤，颈椎推拿或手法整复可以减轻或治愈耳鸣。另外，如果是耳后部血液循环不畅，有结节或是有淤积，则可以在耳后部试试中医的局部放血疗法，或可以达到活血理气减轻耳鸣的功效。如果是脾胃湿气过重，那就可以通过针灸的方法增强脾胃运化功能，还可以辅以红豆薏仁汤、山药冬瓜汤等祛湿的食物。耳鸣病虽小却难治，放轻松，与它"和平共处"方为上策。失眠的原因则是熬夜、忧郁、夜晚兴奋、胡思乱想以及工作与生活的压力所致，而睡多了当然也会导致失眠。如果忧思过度，则要自己主动地予以调整，心想得宽一点儿，多看到生活中的亮色。如果是睡多了，则要调整作息时间，白天好好地工作，夜晚好好地睡觉。如果是胡思乱想，操多了心，那就自己少管些闲事。如果是过于兴奋，那就在晚上别让自己太兴奋了，睡前宜安静，不宜有较多的运动。总之，失眠要对症调整，不是非得吃安眠药。

妇科病是女性常见疾病，有阴道炎、宫颈炎、盆腔炎、附件炎等，经常发生却难以治愈，一般腹痛与炎症发作时，许多女性到医院就诊后大多是吃消炎药或打吊瓶，也有进行理疗的。妇科疾病的原因很多，有性生活不洁、受凉受寒、经期卫生不到位、经期同房、手术损伤宫颈以及体内菌群失调等，所以，一定要仔细分析原因，对症采取措施方能起到调理效果，单靠吃消炎药或打吊瓶，许多时候表面上会暂时减轻疼痛感或炎症，但却难以根治，因不能对症导致反复发作，让人备受煎熬。

如果不幸病了，作为有智慧的病患，一定要在调养期间主动调整自己的心态，少想一些钱权名利与家庭、工作等方面的烦心事，多存一些"退步"之心，这样更利于身体的康复，否则吃什么灵丹妙药也会降低其药效。《养生三要·病家须知》有云："人当卧病，务须常存退步心。心能退步，则方寸之间，可使天宽地旷，世情俗味，必不致过恋于心，纵有病焉，可计日而起矣。不则，今日当归、芍药，明日甘草、人参，是以江河填漏卮，虽多无益也。先儒有言：予卧病时，常于胸前多书'死'字，每书数过，顿觉此心寂然不动，万念俱灰，四大皆非我有，又何病之足虑哉！虽然，此惟可与达者言也。"

作为有智慧的病患，假如去就医，千万不要隐瞒自己的病情，不要以身试药。医生如果给患者开了不符合其病情的药物，那是医生的责任，但是患者如果向医生刻意隐瞒了自己的病情，因此吃了不对症的药，动了不该动的手术，那就是患者自己的责任了。这两种危害都不小，都会伤身害命。这种现象现在还真不少，一些患者故意隐瞒一些病情，意在降低自己对身患疾病责任的负担和压力感，甚至是负罪感，在病患的潜意识里，隐瞒病情，就意味着这种病并不是由于自己的不当饮食和生活方式等所导致的，而是它们自己发生的；当然，有些则是出于隐秘的原因，羞于向医生启齿。《养生三要·病家须知》中提到，"士人多秘所患以求诊，以验医之能否（医不可以人试药，如何病者乃以身试医耶），使索病于冥漠之中，辨虚实寒热于疑似之间。医不幸而失，终不肯自谓失也，则巧饰遂非，以全其名，至于不救，则曰是固难治也。此世之通患而莫之悟者。"

作为有智慧的病患，对于自己病情的通报（即病情告知）宜抱有坦然、放下的态度，没有必要那么忌讳，不管一种病情是否得到了医学上的检查确认，实际上它或多或少先期就存在于身体里了，它是我们过往饮食、生活、性格、心理、压力等一切"因"而结出来的"果"。许多癌症病人，不知道病情倒也无所谓，还好好的，但是一旦知道自己身患癌症，好像被宣判了死刑，立马就萎靡了，至少有三分之一癌症病人是被自己吓死的。其实，不管确诊不确诊，许多人身体里都有癌细胞，无论医生通报或不通报，它都已经在那里了。当一种癌症被发现时，其实5到10年之前甚至更早，癌细胞已经就在身体里了！如此，有什么不可以冷静地面对疾病的呢？！什么是绝症，一个人如果自己都放弃了自己，心死了那就是绝症；一个人如果自己不放弃自己，心不死那就不是绝症。面对疾病，我们不应该只是恐惧、抱怨、哀叹或是等死，我们可以做很多积极的事情，更多的是要借助疾病的契机，深深地反思过往自己在饮食、生活、性格、心理、情绪调控等方面的种种不足，并做出切实的调整与改变，要让我们的心通过疾病的契机而学会去感恩生命，感谢生命的美好，让过往自己充满欲望、执着、贪念、焦虑、急躁、忧郁、愤怒、恐惧等情绪的心灵变得平静、慈悲和美好，此后践行素食素心并善心善行，如此，必定会带来命运的转机和新的觉悟的人生。这也正如《寿命是一点一滴努力来的》中所记叙的那位台湾陈女士那样，每个人的寿命，都不是天生注定的，而是靠自己一点一滴努力来的；在无恩处，依然有恩；一个人只要有漂亮的心，必有漂亮的一生。（一心不二堂，2015）

作为有智慧的病患，要慢慢明白生死的无常和必然性，有生就有死，生命有开始就有结束，在经过充分评估确认已经无法回天的时候，对医学和科技不抱虚幻的期求，不做不必要的无效抢救，不徒劳浪费高额的医疗费以及宝贵的社会医疗资源。医生也要给予病人深切的临终关怀，让病人及其家属能够不恐惧、不痛苦、不遭罪，病人有亲人朋友的陪伴，逝者的尊严得到维护，能够安详地离开，而生者的心灵亦得到抚慰！生命是美好的，活着就是意义，但在人力无法回天的时候，也不能固执地贪恋生命，否则带来的将是对生命尊严的摧残与践踏，以及不可预期的悲剧。该走的时候，就顺其自然，潇洒地走吧！

从现在起，把疾病视为自己的朋友，珍惜大自然送给自己的这个珍贵礼物，与其寄希望于自己遇到神医，不如学会反思自己的饮食结构和生活方式等方面存在的问题，并以果敢的决心和坚决的毅力主动做出相应的改变与调整，既然伤害我们健康的主要是我们自己，那么就承担起对自己健康的责任来，这样的话，面对疾病将不再会感觉到那么多的恐慌和无助，身体的危机也就成了生命的转机，自己身心健康获得重新塑造的宝贵机会。减少了危机，也就增加了生命的生机，也就提升了生命的质量，也就延长了自己生命的长度。

生命不应该是一个病痛加上一个病痛再加上一个病痛的往复过程，如此重复不断，自己与家人持续地遭罪受累，并导致社会资源的浪费。感恩生命，尊重身体的整体性，带着病痛修行，应该成为自己智慧提升、生命开悟的难得机遇。

第二节　合理健康饮食是"药到病除"的良方

一、吃出来的慢性疾病

我从小家境一般，从小时候一直到读完研究生，一年也吃不上多少次荤菜。2002 年到北京工作，上班后条件相对好了一些，就觉得要补偿一下自己了，要吃些有营养的东西了，每天早上稀饭、豆浆、油条、煎饼果子，中晚餐几乎顿顿都离不开肉，喜欢用满是油的菜汤泡饭吃，并且每餐都吃得饱饱的，刚开始还觉得好幸福好美呢！可是，到北京短短一年的时间，肚子就在不知不觉中慢慢地膨胀了起来，刚开始还觉得美得很，挺着肚子很有派头，大腹便便不正是生活转向富裕的标志嘛！但是，很快肚子就大到连弯腰、喘气、上下楼都觉得费劲的程度。到了三十五六岁，再加上在京城工作与生活的压力和焦虑，整个人的身心已然感到十分疲怠！有时候我也责问自己：从 8 岁读书到 30 岁出来工作，才刚刚工作没几年呢，身心就这么开始垮了？！前后思量起来，发现了这样的一条规律：原先条件差，吃得差点儿，没有什么肉也没吃得多么饱，一心只知道读书，身心健康没事；现在工作了，条件好些了，能吃得好了吃得饱了，想追名要逐利，身心反倒要垮了！

从小脑子里就被家长、老师灌输了这样的观念：有病了就要去医院，就要打针吃药，这是天经地义的事情。活了 30 多年，直到快到不惑之年了，才感悟和亲身体验到有些疾病特别是慢性疾病是可以通过饮食结构和生活方式的调整就可以得到显著改善甚至治愈的。因为身患肥胖、脂肪肝、高脂血、严重便秘、高血压、皮肤过敏、前列腺炎等多种疾病，先后到多家医院就诊，基本上每去一次就拿回大把的消炎、通便、降脂、降压与止痒的药物，吃药后感觉身体略有好转了（现在想起来那也只是药物止住了疾病的表面症状而已，而绝非治愈），然后又开始胡吃海喝，待身体又出现病痛症状后，然后再去医院就诊，这种恶性循环在我身上持续了数年之久。不到不惑之年，多年的严重便秘，从无到有、从轻度发展到中度的脂肪肝（我不喝酒但是原先喜欢吃肉），不时隐痛发作的前列腺炎，血管里偏高的血压与过多的脂肪，还有过高的尿酸等等，这些都让我饱受身心疾患的折磨，我经常感觉到自己看不到明天了，甚至有时候感觉生命之花就要如此凋谢了。

二、生活好了健康却丢了

俗话说：病从口入，这个道理几乎每个人都懂，但是要真正体验和感悟到这句话的深刻内涵，那是要假以时日的，并且这个人还要多少有点儿"慧眼"与"慧根"。我们吃的每一口食物都与身体的健康息息相关，这个道理看似简单，却是我经历了病痛的折磨与自救之后才真正领会到的。由于时代进步和生活条件的改善与提高，现代人逐渐从吃不饱过渡到肉食增多以及过食、饱食、多食的时代，到点就吃，控制不住形成的不良习惯以及内心的欲望。《黄帝内经·痹论》中指出，"饮食自倍，肠胃乃伤"，这样必然损害身体的健康。现在放眼望去，腰肥体胖的人随处可见，连许多青少年儿童都已然在列。

人类进化了250多万年，长期艰辛的生活环境下，人类的躯体适应的是饥饿的环境，当代人的身体还远远不能适应与进化时间相比起来刚刚开始的饱食与强食的时代，再加之环境污染、压力倍增，从而导致富贵病的高发、多发，超重和肥胖现象已十分普遍，且有不断递增的趋势，尤以中年人最为显著。生活的条件虽好起来了，但是健康却渐渐地丢了。据不完全统计，我国肥胖患者已经超过了 7000 万人。而青少年的肥胖现象也变得愈加明显。根据对北京市大兴区 3260 名中小学生的调查和对比研究显示，1985 年 7 ～ 18 岁学生肥胖与超重检出率分别为 1.2% 和 4.0%，到 1995 年上升到了 6.5% 和 11.3%，到 2000 年则进一步上升到了 10.5% 和 16.8%，已经接近到了发达国家水平。（孙洪文等，2007）综合国际肥胖研究协会主办的《肥胖综述》月刊与中国疾控中心的数据显示，我国 18 岁以下肥胖人群已经达到了 1.2 亿。中国有 12% 的儿童超重，12 ～ 18 岁的孩子中有 1.9% 患有糖尿病，有 14.9% 的儿童和青少年表现出糖尿病前期症状，即分别达到了 170 万和 2770 万。（李静等，2012）超重和肥胖会导致高血压、心脑血管疾病以及糖尿病的多发、高发。无论中年还是青少年，多吃多喝（指有色饮料）与运动不足是导致肥胖与超重的主因。据 The New England Journal of Medicine 的一项研究估算，我国患有糖尿病的成年人约有 9240 万（男性 5020 万、女性 4220 万），处于糖尿病前期的成年人约有 1.482 亿（男性 7610 万、女性 7210 万），糖尿病患者的人数呈现出迅猛增长的趋势。（Wenying Yang 等，2010）根据中国卫生部疾病预防控制局发布的数据显示，到 2012 年中国确诊的心脑血管疾病、恶性肿瘤、糖尿病、慢性呼吸系统疾病等慢性病患者已超过 2.6 亿人，因慢性病导致的死亡占总死亡的 85%。（吕诺，2012）用"一场新的民族危机"或"中国又到了一个最危险的时刻"来形容当前我国民众健康状况的严峻态势，一点儿也不为过！这些也成了实施"健康中国"战略的最大挑战。

改革开放以来，生活条件越来越好，大家有条件吃好了，可以放开吃肉了。但是随着城乡居民肉食量在总体上的不断增加（见图 2-1），健康状况却每况愈下。根据对《中国统计年鉴》的数据分析

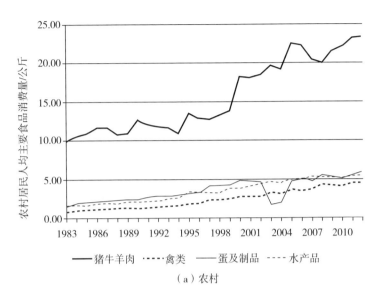

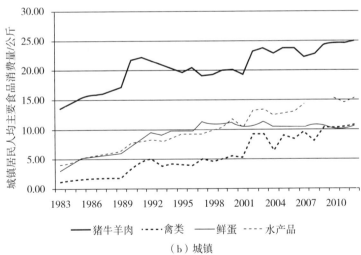

图 2-1　我国城乡居民家庭平均每人全年部分食物消费量变化
（来源于《中国统计年鉴》数据）

可以发现（见图 2-2），2000 年以来，无论是城市还是乡村，恶性肿瘤不仅均已成了导致城乡居民死亡的第一死因，在前十位死因中占到的比例分别达到了 25.86% 和 22.89%，而且从 1985 年以来均呈现

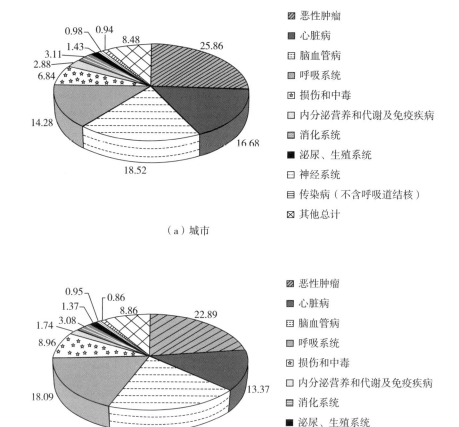

图 2-2　2000 年以来城市与农村主要疾病发生情况的平均组成（单位：%）
（来源于《中国统计年鉴》数据）

出所占比例总体递增的发展态势（见图 2-3）。即无论在城市还是乡村，患有恶性肿瘤疾病的人总体上会越来越多；当然，城市人数稍微多于农村（这种高在一定程度上也是因为许多农村患者并未去医院就医，可能导致统计数据有所偏低所致）。换句话说，现实生活中就是存在着这样的悖论，虽然医疗技术在不断地进步，社会经济水平在不断地提高，但是以后会有越来越多的人会因为身患恶性肿瘤而离开这个世界。人们普遍吃好了，但是与环境污染和饮食（吃肉多、过食、饱食、强食）密切相关的恶性肿瘤与心脑血管疾病成了导致城乡居民死亡的最主要死因。恶性肿瘤、心脏病、脑血管病在前十位死因中占到的比例合计起来在城市和农村分别达到了 61.06% 与 56.09%。形象地说，也就是我国每 10 个因疾病死亡的人口中，会有约 6 个是因为与环境污染和饮食（吃肉多、过食、饱食、强食）直接相关的恶性肿瘤、心脏病、脑血管病而离开这个世界的。

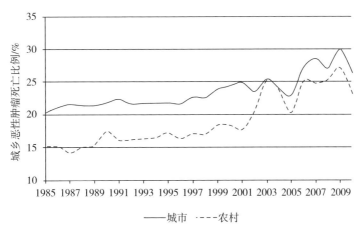

图 2-3　1985 年以来城市与农村恶性肿瘤死亡比例的变化
（来源于《中国统计年鉴》数据）

可以再来看看北京与上海两市恶性肿瘤死亡率的变化曲线（见图 2-4）。上海市恶性肿瘤死亡率几乎呈现直线上升的趋势，北京市恶性肿瘤死亡率在 1992～2004 年呈现略微平稳的态势，而之后也开始了直线上升的总体趋势。两市恶性肿瘤死亡率呈现出来的显著变化，真的让人心惊肉跳。

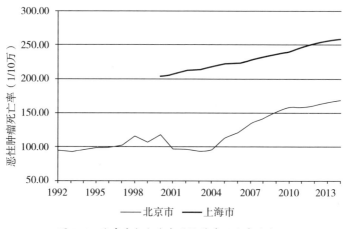

图 2-4　北京市与上海市恶性肿瘤死亡率的变化
（来源于《北京统计年鉴》《上海统计年鉴》数据）

三、新鲜素食是通向身心健康的捷径

要想身体康健，必须吃身体需要的食物，绝对不可以胡吃海塞，不顾身体需要地饱食、强食。与进行体育运动、练习瑜伽等相比，对饮食的关注和对饮食结构的正确调整与改变，对身心健康而言具有更加重要的作用，是打造身心健康之"本"。不管是西药还是中药，都是"药"，都是"治标"。千万不要迷信中草药没有毒副作用的民间流传以及中药说明书上"无毒副作用"的文字，中草药也千万不能滥用。食物都有副作用，何况药物！长期服用中草药，同西药一样，均会带来肝损伤等重要风险，例如何首乌、土三七等，是不能随意做菜和泡酒食用的。2014 年《凤凰周刊》的一项《大陆中草药肝损害调查》显示：在全国 16 家大型医院的药物性肝损伤病例中，中草药占致病因素的 20%；3 家大型专科医院的数据表明，超过一半的药物性肝损伤病例跟中药相关。一种严重到能致死的肝病——急性肝衰竭最主要的病因是中草药。

早在 2400 多年前，号称"现代医学之父"的希波克拉提斯就已形象地指出："我们应以食物为药，食物是首选的医疗方式。"《千金方·食治》中指出："夫为医者，当须先洞晓病源，知其所犯，以食治之；食疗不愈，然后命药。药性刚烈，犹若御兵；兵之猛暴，岂容妄发？发用乖宜，损伤处众。药之投疾，殃滥亦然。"如果患有肥胖、便秘、心脑血管、"三高"、皮肤过敏、骨质疏松等慢性疾病以及肿瘤、癌症等恶性疾病，就应该切实注意调整和转变自己的饮食结构：从以肉食为主转换为以新鲜的素食为主。各种食材（包括荤、素）本身并没有好坏之分，只是对一个人的身体而言有着是否适应和摄取过量的问题，现代人肉食与精米精面吃得多了，长期饱食、强食，再加上少运动等原因，故此导致各种富贵疾病的丛生。如果已经患上了富贵疾病，还是试试体验一下新鲜素食吧。当然，如果身体很健康，适当吃吃各种食材也未尝不可。而即使素食，吃的超过了身体的需求，同样也会导致身体的各种疾病。无论是荤食还是素食，前提是少食，吃的超过了身体的需求，身体运化不了，都会成为身体的负担，带来不利的后果。

根据被称为营养学有史以来最全面调查的中国饮食研究，动物性蛋白摄入过多会导致癌症、肥胖、心脏病、糖尿病、高血压等疾病患病概率的增加；以植物性为主的膳食具有更好的健康效应；中国居民由于植物性为主的传统饮食习惯，使得中国癌症、心脏病、肥胖、糖尿病、高血压等疾病的患病概率明显低于西方发达国家。（坎贝尔，2006、2015）坎贝尔的中国饮食研究由美国康奈尔大学、牛津大学与中国疾病预防控制中心共同开展完成，被称为近20年来流行病学研究的巅峰之作，它可能为新世纪人类健康找到了曙光和解决途径。

身心疾病丛生的时代，食用新鲜的素食是通向身心健康的捷径。总体而言，素食者高血压、糖尿病、肥胖症、结肠症、骨质疏松以及肿瘤、癌症等疾病的发病水平较肉食者低，身体钙损失水平也相对较低，平均寿命比一般人长 6 ～ 10 岁不等。应切实转变"吃肉有劲、吃肉健康、吃肉才能摄取足够营养"的传统观念。当今时代，越营养，越危险，动物蛋白食用过多，弊端多多，而植物蛋白的作用恰恰相反。现实生活中，人们常担心自己或小孩蛋白质摄入不足，一些医生和广告也不停地告诉人们要加强动物蛋白的摄入，增强营养，而实际上在当前基本上过食、饱食与营养过剩的条件下，许多人蛋白质的摄入基本上都过量了，要担心的不应是蛋白质摄入不足的问题，而恰恰应是蛋白质已经摄入过剩了的问题。举例而言，来自美国糖尿病协会的数据显示，吃得越素（见图2-5），则Ⅱ型糖尿病患病率越低。我国一项针对32例Ⅱ型糖尿病患者的研究显示：观察每周5天全谷物类粮食与蔬菜水果素食和2天随意荤素食膳食对32名Ⅱ型糖尿病患者血糖、血脂、血压及肾病指数的影响，发现这种膳食结构可使Ⅱ型糖尿病患者的血糖进一步下降，并可能减少胰岛素或口服降糖药物的用量，同时还可以进一步降低患者的高血压，降低血中升高的甘油三酯及胆固醇，减少尿微量白蛋白，有利于Ⅱ型糖尿病的综合控制。（潘玲等，2013）

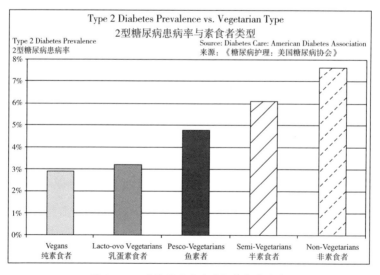

图2-5　Ⅱ型糖尿病患病率与素食的关系

以新鲜素食为主的饮食，就是以植物性食物为主的饮食，就是要选吃新鲜的蔬菜水果，把喜吃精米精面的习惯扭转过来，转吃糙米等五谷杂粮；同时，把肉蛋奶逐渐控制到每餐占到摄入食物总量的百分之十左右，少吃甚至不吃。少吃甚至不吃肉蛋奶，可以是基于宗教慈悲的目的，也可以是基于健康的目的，还可以是基于地球生态环境保护的目的。再者，现代水土环境污染、食品污染形势已然十分严峻，肉蛋奶农药、激素、抗生素等残留与污染问题已经非常严肃地摆在了每个人的面前。

根据《中国统计年鉴》的数据显示（见图 2-6），1983～2012 年间，中国农村、城镇居民家庭平均每人猪牛羊肉（不含鸡肉，猪肉占总量的约 90%）消费量各年人均分别为 15.74 公斤、20.43 公斤，二者合计平均约为 18.08 公斤，则城乡居民年均每人全年的猪牛羊肉消费量达到了 18.08 公斤；1983 以来，中国农村、城镇居民家庭平均每人猪牛羊肉消费量总体而言都呈现出了增加的趋势。在中国城乡居民肉蛋奶消费量总体呈现出增加态势的同时（见图 2-1、图 2-6），中国连续 30 年来城乡居民人均蔬菜消费量却呈现出了更为显著的下降趋势（见图 2-7）。随着我国城乡居民肉吃多了、蔬菜吃少了的持续进程，中国城乡居民心脏病、脑血管疾病与恶性肿瘤的致死率呈现出了总体上升的趋势（见图 2-2、图 2-3），并已经成为我国前十位死因中约占到六成比重的三大主要死因。

改吃新鲜素食，还能让心灵干净，肠胃舒适，能使得人气脉通畅，能增长自己的慈悲之心，吃素就能避开每一盘美味肉食背后的无情杀戮以及避免吃到用病死肉、腐烂肉加上添加剂制作的看似美味的菜肴。《寿世青编》指出："人能戒杀则性慈而善念举，茹素则心清而肠胃厚。无嗔无贪，罔不由此。外考禽兽肉食，谷者宜人，不可不慎。"

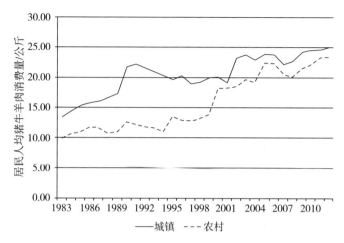

图 2-6　中国居民家庭平均每人全年猪牛羊肉消费量的变化
（来源于《中国统计年鉴》数据）

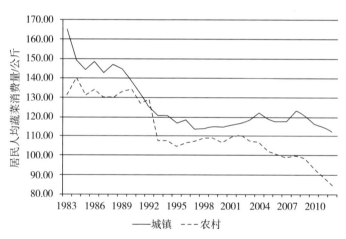

图 2-7　中国居民家庭平均每人全年蔬菜消费量的变化
（来源于《中国统计年鉴》数据）

　　明末清初著名文学家李渔在《闲情偶寄·饮馔部》中是这样描述素食的："吾谓饮食之道，脍（作者注：指生肉）不如肉（作者注：指熟肉），肉不如蔬，亦以其渐近自然也。草衣木食，上古之风，人能疏远肥腻，食蔬蕨而甘之……"蔬果比起肉来，更接近于自然，也让人食后更能贴近于自然。

不怕念起，只怕觉迟。从今天开始，就开始体验新鲜素食的美妙吧！

四、选择新鲜素食既拯救自己又拯救地球

从以肉食为主转向以新鲜素食为主的饮食结构的调整与转变，不仅具有良好的健康效应，会减少肥胖、"三高"、糖尿病、肿瘤、癌症等疾病的发生概率，而且其生态环境效用也十分突出。改食新鲜的素食可以说既是在拯救自己又是在拯救地球。

假如我国每人每年少吃 2 公斤猪肉，这并不是一件多么大的难事，以 13.7 亿人口总数来算，生态环境效益是十分显著的。虽然国内外数据有一定的差异，但在大致上生产 1 公斤猪肉约需要 10 公斤谷物和 14 吨水，如此，每人一年少吃 2 公斤猪肉，意味着全国将直接减少谷物消耗 274 亿公斤、减少水资源消耗 383.6 亿吨。直接减少的 274 亿公斤谷物，即使按照每亩 1000 公斤的高产来算，生产这些谷物也需要 0.274 亿亩（18266666666.67 平方米）的耕地，这已经约占到了我国耕地总量的 1.52%。而少食的 27.4 亿公斤猪肉相当于 0.274 亿头 100 公斤的成猪，按照一头猪 1 年约产生 450 公斤的 CO_2 计算，那么少食的猪肉量就相当于减排了 0.1233 亿吨的 CO_2，进一步换算，即约相当于 0.034 亿吨的释碳量。对比一项针对长三角核心区（包括上海、南京、苏州、无锡、常州、镇江、扬州、泰州、南通、杭州、宁波、湖州、嘉兴、绍兴、舟山、台州等 16 个城市，是中国城市化和工业化以及社会经济发展水平最高的区域）开展的碳收支研究表明，该区域 1995 年由煤炭燃烧、石油燃烧、天然气燃烧与人类呼吸组成的人类活动总释碳量估算为 0.93 亿吨，到 2007 年增长为 2.5 亿吨。（孙伟等，2012）与此对照的话，全国少食 27.4 亿公斤猪肉对应的 0.034 亿吨释碳量就大致相当于 1995 年长三角核心区人类活动总

释碳量的 3.65%、2007 年的 1.36%，可见少吃肉食的生态环境功效不同凡响。

全球著名素食先驱约翰·罗宾斯曾经指出，按照标准美国饮食方式，需要有 3035 平方米的土地才能满足一位肉食者一年的食物需求，需要有 2024 平方米的土地才能满足一位吃乳制品、蛋而不吃肉者的一年食物需求；而满足一位纯素食者的一年食物需求，仅需要 676 平方米的土地。（约翰·罗宾斯，2011）根据来自美国芝加哥大学地球物理系的数据显示：如果一人吃素一天，大致可减排约 4 公斤的 CO_2，这大概相当于 180 ～ 360 棵树 1 天的 CO_2 吸收量；如果吃素一年，大致可减排 1.5 吨的 CO_2，这大概相当于一年没有使用家庭用水、电与煤气所省下的 CO_2 排放量；如果吃素 70 年，则大致可减排 100 吨以上的 CO_2。

通过以上简单的换算可以看出，调整饮食结构绝不简单，每一口看似简单的吃与地球生态环境的保护原来有着如此密切的关联。同样都是活人，素食与肉食的选择对生态环境影响的差距非常巨大。有一个重要的命题叫"谁来养活中国"，曾经引起国内外的广泛讨论。从上面的简单换算中就可以看到解决问题的曙光，只要切实转变饮食结构，哪怕只是基于健康的目的（有些人素食是基于宗教的目的），理性地降低肉食消费量，就既有利于降低身患肥胖、"三高"、糖尿病、骨质疏松、结石、肿瘤、癌症等疾病的风险，带来身体的健康，相应地带来生活支出与医疗支出的降低，又有利于节约粮食，减少水、土、森林等自然资源的消耗，降低土地的生产与化肥农药、杀虫剂等污染负荷，保护地球生态环境，何乐而不为呢？这也正如十八大报告中所指出的那样：给农业留下更多良田，给子孙后代留下天蓝、地绿、水净的美好家园。我国人多地少，18 亿亩耕地红线的管控已成为历年来政府的头等大事，通过以上简单换算可以看出，18亿亩耕地红线的管控不仅可以从严格土地管理、提升农业生产技术、减少食物浪费等方面入手，还可以从改变饮食结构入手。

由此可见，我们每一个人每天吃什么、怎么吃，绝对不是件小事，它密切地关系到我们每一个人的健康，关系到我们是否关爱自己与他人，关系到我们生存的地球，关系到珍惜地球生态环境这个重大命题。由此也可见，环境保护绝不仅仅是不乱丢垃圾、不随地吐痰以及保持环境的整洁，这只是环境保护的表面。我们每一个人每天吃什么、怎么吃，每一天怎样活着，对食物及其他自然万物是持有暴殄天物还是感恩珍惜的心态，这些才是生态环境保护所涉及的深刻内涵。一个真正环保的人，一定是心中有爱的人，不仅会爱自己，也会关爱他人以及万物生灵，同样还会珍爱地球生态环境。

从中国古代起，就有追求天人合一、人地和谐的理念。人要吃得合理，既符合身体健康的需要，又符合自然的规律，还能有利于保护地球生态环境。这既是人地和谐的基础，又是最终极的体现，因为吃是每天都要和每个人做最亲密接触的东西。不能时常嘴上说着要追求天人合一、人地和谐，善待万物生灵与自然环境，可是每天却不断地吃着让自己身体增加压力、增加疾患风险、不符合身体需求和违反自然规律、大量消耗水土等自然资源以及轻贱其他生灵生命的食物！只有切实改变饮食结构，改吃新鲜素食和五谷杂粮为主的饮食，不仅能打造出身心的健康来，还能更好地保护生态环境；再者，心灵的或低下或高远与身体的健康状况息息相关，吃着既损害身心健康又大大危害其他生灵生命的食物，不仅身体不会健康，而且心灵也往往很难得到净化和提升，并保持完美与纯净。

选择新鲜素食，既是在拯救自己，又是在拯救生态环境！吃饭，真的既可以"吃好"又可以"吃垮"地球及其生态环境！当人类肆意地污染、破坏地球环境并不顾后果地消耗其水、土壤、生物、气象、矿产等各类自然资源的时候，人类不也是地球的"癌细胞"吗？当人类肆虐地对待地球的时候，人体内癌细胞同样在肆虐对待人类自己的肉体和灵魂，这不能不说是一种跨时空的因果和轮回。吃得稍微素一点儿，吃得稍微少一点儿，不仅更加健康，也更为生态。改变饱食、强食的饮食习惯，克制自身对肉食的欲望，这也是生命走向开悟的途径。

五、最好的医生就是自己

当前的医疗环境下，稍有点儿名气的大小医院都是人满为患，"看病难""不敢病""病不起"以及"排队一上午、看病三分钟"已经成为时下鲜明而生动的写照。过度医疗，小病大治、一病分治、大病久治已经成为公开的秘密，医疗费用不断飙升，增加亿万普通人及其家庭特别是农民、低收入者的生存风险。没钱看医生悲哀，有钱随便看医生同样也很悲哀。从 2000 年以来我国诊疗人数、入院人数以及个人现金卫生支出与人均卫生费用等变化曲线可以看出，呈现出近乎直线的快速上升的趋势（见图 2-8～图 2-12）。根据《中国社会统计年鉴》，2011 年我国医院的诊疗人数即已达到了 24.22 亿人次（1980 年还只是 10.53 亿人次），我国医院的入院人数达到了 11418 万人（1980 年还只是 2247 万人）；2009 年，我国医院的门诊病人人均医疗费用达到了 159.5 元（2000 年还只是 85.8 元），我国住院病人的人均医疗费用达到了 5951.8 元（2000 年还只是 3083.7 元），2007～2009 年我国心肌梗死冠状动脉搭桥手术费用年均也达到了 3.660723 万元。看病的人越来越多，看病花的钱也同样越来越多，无论是我国社会的总量还是人均的花费量，国家和个人的负担都越来越沉重。

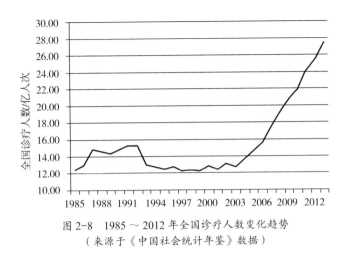

图 2-8　1985～2012 年全国诊疗人数变化趋势

（来源于《中国社会统计年鉴》数据）

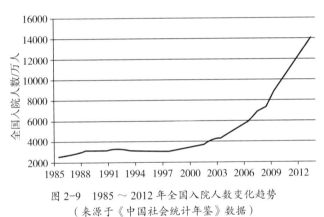

图 2-9　1985～2012 年全国入院人数变化趋势

（来源于《中国社会统计年鉴》数据）

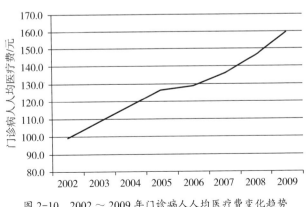

图 2-10　2002～2009 年门诊病人人均医疗费变化趋势

（来源于《中国社会统计年鉴》数据）

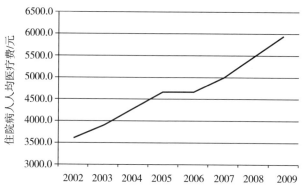

图 2-11　2002～2009 年住院病人人均医疗费变化趋势
（来源于《中国社会统计年鉴》数据）

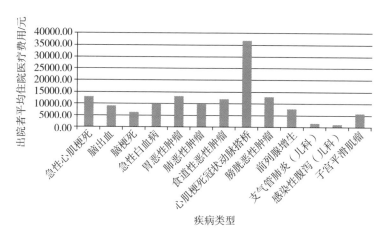

图 2-12　出院者平均住院医疗费用
（来源于《中国社会统计年鉴》数据）

　　健康的事，只能自己对自己负全责，谁也不能替代自己。《养生三要·卫生精义》中提到，"饥寒痛痒，此我独觉，虽父母不能代也；衰老病死，此我独当，虽妻子不能代也。自爱自全之道，不自留心，将谁赖哉？"自己是自己身体的主人，打造健康的身心，主要责任就在自己，父母妻儿都不能替代；如果把这个责任轻率地推给与自己毫不相干的医院和医生以及冰冷的检查数据、药物和手术，就是对自己和家人的不负责任。最好的医生就是自己，因为自己是最爱自己的，最愿意为自己付出的，只是不能只付出金钱，更要付出时间，付出心智，付出爱！只有尊重了自己的身体，才能学会尊重别人的身体；只有自己掌握了照顾和关爱自己的方法，才能学会真正照顾和关爱他人的方法。我们很少遇到医生对我们讲如何调整饮食，原因何在呢？一是可能医生并不知道饮食预防的相关知识（目前预防医学教学远远落后于临床医学教学，尚未引起重视），二是看的病人太多，没有时间讲，三是为了营利目的而不愿讲，讲了还怎么开各种检查单、开药、做手术赚钱呢？非常可悲的是，小病大治、大病久治已经成为公开的秘密，医学检查、手术和医药基于利益被广泛滥用，四是一些医生即使有饮食预防的相关知识也缺乏自身的实践体验，效果到底怎么样自己也没底，如此就无法给病患推荐。现实中的情况基本上都是病患来了，一些医院和医生想的是怎样多开药、开贵药，怎样给患者做全套医疗检查，没有时间或是没有意识或是不愿意花时间告诉病患应该在饮食和生活等方面做出哪些有益的调整，重手术和医药；一些医生对病患高高在上，疾病的判断上不注意倾听病患的诉说，先入为主，对病患缺乏必要的人文关怀，轻视对疾病的预防（包括对他们自己也是如此）。我国已经成为世界"吊瓶大国"，大病小病都打吊瓶，每人年均达到约 8 瓶的使用量，远高于国际 2.5 ～ 3.3 瓶的水平。（曹迪娟等，2012）抗生素滥用，危害也非常严重，呈现出广谱抗生素多、注射抗生素比例高、抗生素种类多、总用量高等显著特点。儿童则成了"重灾区"，我国 7 岁以下儿童由于不合理使用抗生素造成耳聋的患者多达 30 万，占总体聋哑儿童的 30% ～ 40%。（顾觉奋等，2010）据统计，我国约 70% 的患者属于过度医疗，其中大医院的医疗费用中有 20% ～ 30% 通过过度医疗获取；我国每年过度用药造成的非正常死亡人数，占在医院死亡人数的 25%。（王志胜，2005）说过度医疗"猛于虎"一点儿也不夸张。花钱事小，损害健康事大。

现在无论到哪个医院都会先去做各种仪器检查，到不同的医院还基本都要做重复性的检查，实际上，仪器的误差、仪器受到的干扰、仪器的非特异性以及操作者与检查者的水平、状态，都会不同程度地影响到检查结果的准确性与客观性。即使检查数据是正确的，对疾病诊疗也只能起辅助的作用，起主要作用的仍然是医生的综合技能与素养。再说，许多疾病并非用仪器设备就能看得见和检测出，有不少疾病的致病原因本身就是无法用仪器看得见的，如情志、生活习惯、饮食、心理等等。（张克镇，2016）《黄帝内经·素问·疏五过论》中指出："凡欲诊病者，必问饮食居处。暴乐暴苦，始乐后苦，皆伤精气，精气竭绝，形体毁沮。暴怒伤阴，暴喜伤阳。……愚医治之，不知补泻，不知病情，精华日脱，邪气乃并，此治之二过也。"现实中，有多少病患遇到过医生有关于自己饮食居处的详细询问，基本上化验指标一出，对应的药物就开出来了。殊不知，同样的疾病，可能检查的数据结果并不相同；而不一样的疾病，可能检查的数据结果却相同。离开了病者饮食居处的细节，药物往往并不对症。例如，同样的血脂偏高，那么对于久坐办公室的患者与农民患者就可能病因不同，不能简单地施以同样的治疗。

作为普通人，长久以来，可能许多人同我一样一直坚定地认为医学与医生就是万能的，"医生＋药物"就等于"包治百病"，从来没有怀疑过许许多多的医生竟然医治不了自己的健康问题。中国医师协会会长张雁灵曾指出："医师群体中的慢性疾病发病率高于普通人群，40岁以上的医师患病率是普通人群的 2 倍，相当数量的医师健康处于亚健康状态，医师的平均寿命也低于全国水平。"（金振娅，2013）这就是我们绝大部分普通人所不知道的医生健康的真实状况。医学并非万能，不是什么病都能治；医生真的不是"神"，他们同样也会百病丛生；药物也真的不是包治百病的"仙丹"，看再多的医生，吃再多的药，就能搞定自己的健康吗？大多数也只能解决一时之需、缓解一时之痛罢了。许多药物起到的作用只是抑制或改善症状，而不是治愈疾病。

身体绝不等于"肝＋心＋脾＋肺＋肾＋血管＋肠道＋……"等器官的简单组合，它是一个动态的整体，切忌头痛医头、脚痛医脚的分割式治疗。划分得越细，往往越看不到致病的原因，疾病往往越难得到根治。《寿世青编》中有云："今之医者，惟知疗人之疾，而不知疗人之心，是犹舍本而逐末也。不穷其源而攻其流，欲求疾愈，安可得乎？殊不知病由心生，孽由人作。佛氏谓一切唯心造，良不诬矣。所以人之七情内起，正性颠倒，以致大疾缠身，诚非医药所能治疗。盖药能治五行生克之色身，不能治无形之七情；能治七情所伤之气血，不能治七情忽起忽灭、动静无端之变幻。"今天读起这些古人的描述仍然振聋发聩。

把自己完全交给医生和药物显然不是件完全靠谱的事情，当我们遇到一位让我们吃了许多不该吃的药、做了许多不该做的检查、落下某些后遗症、花了许多不该花的钱、家庭返贫甚至为之赔上一条命的医生时，我们是否还要对他说一声"谢谢"？是否需要擦亮我们自己的双眼？我们需要怎样的医疗环境以及期待遇到一位怎样的医生呢？是给我们简单地看病还是进行多方面的有益指导和劝诫？是只是卖药还是与我们进行平等而坦诚地交流？是鄙视病患还是同情我们？是在武断地判断我们的病情还是在耐心地倾听我们的诉说？我想，最好的医疗，就是尽可能不开药、不滥做仪器检查的医疗，就是通过相互尊重与平视的治病、交流，唤醒病者与医者对人整体而非仅是对身体局部和对疾病本身的重视，唤醒对身体的爱护，对生命的感恩和敬畏，并通过饮食与生活方式的调整等方式得以重启自信而有活力的人生。

2006年我曾经因为中耳炎到北京某大型三级甲等综合性医院看

病，那时的我对医院和医生抱着绝对的信任和依赖，只知道有病了就得看医生，就得打针吃药。一位女医生在简单地检查了我的耳朵之后问了我两句至今都难以忘记的话，第一句话是问我是公费还是私费，第二句话是问我有没有带钱，然后就给我开抗生素打了一周的吊瓶，外带开了一大堆清火的各种中西药。后来回过头来想，并跟几位医生同学聊天，才知道一般中耳炎多喝点儿水，多休息一下，大多用点滴耳液就可以搞定的。而我吊了一周的水又用了一周的抗生素还吃了那么多的药，有多少无益的东西残留在了体内。

有一个笑话，让人笑后有泪，说一个人遇到强盗不可怕，因为强盗只是抢他身上的钱财，而遇到医生才是真正的可怕，因为医生不仅要他的钱，还可能会要他的命！当然现实中不乏有仁心、仁术和医德的医生，我真心希望这个笑话尽快失传。

有些疾病是先天性的遗传疾病，但是也不能因此否认饮食结构调整与改变的积极作用。我曾经遇到一位朋友，他认为他的高血压有父母遗传的因素，故此，他从心理上就认定他患的高血压是天生的，就天生要靠吃降压药来平衡血压。可是，从与他短短一天的相处中我就发现了他不良的饮食问题：爱吃肉，多吃肉，不爱喝水，不怎么运动，不爱吃蔬菜，把月饼、饼干等加工食品当成零食来吃。对于他的这种情况，就是一边吃着药来平衡血压，一边吃着促进血压升高的食物，这样怎么能治疗好他的高血压呢。遗传疾病的发作，还是需要促病因子的，饮食、压力以及生活方式扮演了重要角色，可以起到放大或是缩小遗传因素的作用。所以，即使有遗传疾病，也可以试着从调整饮食结构和生活方式入手来调理自己的病症。

从2010年春节开始，我挑战自己的心魔，毅然地开始了以新鲜素食为主的饮食结构调整与改变，从饮食上将吃肉食多、习惯饱食的习惯调整为以新鲜蔬果和五谷杂粮为主的饮食，早中晚餐都十分注意新鲜蔬果和粗粮、豆类的摄入，适当少吃，并主动地自我适当调压，仅仅通过饮食结构和生活方式的有效调整，没有吃药，没有强烈运动，仅仅通过改变吃的东西和压力调整，短短不到一年的时间，就神奇般地轻松甩掉了30多公斤的赘肉，大肚子没有了，腰围缩小了，身体各项指标均已向正常好转，曾经患有的肥胖、严重便秘、前列腺炎、脂肪肝、高脂血、血压高、皮肤过敏等慢性疾病以及睡眠不实等多种亚健康状态都先后渐渐离我而去，重新找回了充满信心的自我。并且，由于这种非常难得的素食切身体验，整个身心状况都发生了翻天覆地的变化，对人生、对自然及其二者关系又产生了许多新的认知，可以毫不夸张地说，慈悲、善良、珍惜、感恩、快乐、分享等情绪慢慢充塞了心灵，人生态度发生了显著的变化，灵魂得到了前所未有的升华，生命得到了前所未有的开悟。

从现在起，每个人都可以反躬自省，只要注重饮食结构的调整与改变，哪怕是深受多种慢性疾病的困扰，每个人都可以与自己的身体对话，抓住疾病的警示，开启身心重生和回归的旅程。从现在开始，只要用心，一切都还不算迟。"自己是自己最好的医生"，学会顺应自然规律和回归自然，给自己身体吃它真正需要的东西，通过吃对正确的食物，让身体没有产生肥胖、"三高"、恶性肿瘤等疾患的土壤和环境，让各种疾患渐渐远离我们，并且让我们有了健康的身体能够从容应对生态赤字、食物污染、高房价、看病难以及人口老龄化等众多重大的问题，我们虽如蝼蚁之身，改变不了什么，但是至少可以因为拥有健康而做到在这些方面的"明哲保身"。我们可以清净自在而安然地老去并老死，而不是稀里糊涂地病死。古希腊哲学家赫拉克利特就形象地说过："健康之神不在天上，而在人间，他就是你自己。"在南岳衡山的注生殿也有类似内容的一副对联：注性优劣，惟善人知此善地；生命寿夭，皆由自造不由天。

第三节　身体与心灵的健康一个都不能少

一、压力过大身心疾病就会重

人每天都要生活，可是怎么活着却是一门非常高深的学问。不同的人有不同的见解与人生态度。生活方式不同，生活质量也千差万别。一个人的生活方式涉及价值观、世界观，涉及怎么看待进与退、快与慢、得与失、荣与辱、乐与悲、喜与厌等种种关系。不同生活方式表象下所掩盖的核心就是如何应对和平衡个人所面临的工作与生活压力，人生要追求什么、得到什么，以及实现什么样的生活目标。

压力是导致身心亚健康与重大疾病的主要诱因之一。压力会导致便秘、口腔溃疡、皮肤瘙痒、抑郁、吃不下睡不香、早衰、皮肤暗淡起痘、炎症等各种疾患与症状，压力太大甚至会引起肿瘤、癌症等恶性疾病。常见的口腔溃疡、皮肤瘙痒、抑郁、吃不下睡不好、早衰、炎症等症状不能说是什么大病，但是却很难治好，屡屡发生，让人烦心不已，相信许多人都有这样的切身体会。

社会经济的快速发展，生态环境、医疗环境、食物环境与生存环境还都不尽如人意，使得许多人都承受着不同程度的压力，每天行色匆匆，脚步匆忙，疲于奔命，未富先老，正如一句话描述的那样："四十岁前用命换钱，四十岁后用钱换命"，在生态环境污染、食物污染、看病难、高房价、透支健康等各项压力面前，许多人未老先衰，把对幸福感的体验远远地抛在了身后，一切为了发展，发展的代价往往被选择性地忽略，我们渐渐都失去了生活的本意。一项针对浙江大学 515 名高校教师进行的职业压力状况调查显示：目前约有八成左右的高校教师感到压力程度较大或很大；有 39.9% 的高校教师每天工作都在 10 小时以上；职业压力已经给绝大多数高校教师带来了较大的负面影响，21.5% 的高校教师认为压力带给他们的负面影响"极大"，48.1% 的认为"较大"，23.3% 的认为"中度"；压力给高校教师带来的身体不适主要有"身体疲乏""睡眠不好""头疼"和"腰酸背疼"，而心理方面产生的不良情绪表现为"焦虑""不安""抑郁"和"健忘"。（龚惠香等，2010）一项针对上海市 59 所学校 1429 名中小学教师的工作压力状况调查显示，86.6% 的上海市中小学教师觉得目前工作压力大。（江林新等，2012）一项针对深圳市 1390 名 80 后、90 后农民工的心理压力调查显示：深圳市新生代农民工心理压力较大，近半数的 80 后、90 后农民工存在心理压力。（黄小妹等，2012）其实，不止高校与中小学教师、农民工有压力，医生、护士、企业职工、领导干部以及 IT 从业者等等都面临着不同的压力状况。

对于人生的成长而言，压力是需要的，适当的压力是前行的动力。但是，压力必须适度，只有承担适当的压力才能感受到幸福。北京、上海是大城市，区位优势以及科教文卫交通等条件可谓得天独厚，但是身处其中的人们普遍感觉到生存压力大。城市大，交通拥堵，房价高企，人潮汹涌，人们每天疲于奔命。在"中国最具幸福感城市排行榜"中，2008 年到 2012 年间，京沪两座城市的幸福感排名非常靠后，反而青岛、成都、长春等这类二、三线城市位于前列（见表 2-2）。所以，合理的压力，适当舒缓的生活节奏，稳定的工作，良好的城市环境，以及个人心理上所产生的认同感、归属感和安全感等，都是感觉幸福非常重要的条件。金钱、物质、名利等等，都是外在的条件而已，并非对幸福产生决定性影响。物质的财富可能会让人更感幸福，但是它并不一定就会带来幸福，许多时候反而会招致无端的猜忌、离心离德乃至仇怨。

表 2-2　2008 ～ 2012 年中国十大幸福城市排行

年份	城市
2008	杭州、宁波、昆明、天津、唐山、佛山、绍兴、长春、无锡、长沙
2009	杭州、珠海、长春、青岛、成都、桂林、大连、昆明、长沙、天津
2010	青岛、杭州、成都、大连、金华、威海、无锡、长春、惠州、宁波
2011	杭州、成都、青岛、长春、重庆、江阴、南京、惠州、香港、苏州
2012	青岛、杭州、惠州、成都、长春、南京、哈尔滨、烟台、苏州、重庆

压力来自欲望，成功的欲望，拥有的欲望，占有的欲望，等等。适当的压力是必要的，但人生时光易逝，应学会知足常乐，万贯家财，也不过日食三餐，豪宅万顷，也不过只卧一床，生不带来，死不带去，懂知足，方能知福惜福。欲望要适度，《东坡养生集·服御》中东坡先生关于"四戒"的描述足以引起我们的深思："出舆入辇，命曰'蹶痿（作者注：指疲软不能行走）之机（作者注：指征兆）'；洞房（作者注：指幽深的房屋）清宫（作者注：指阴凉的宫殿），命曰'寒热之媒'；皓齿蛾眉（作者注：指美女），命曰'伐性之斧'；甘脆肥浓（作者注：指美食），命曰'腐肠之药'。"

任何事物都是相对的，有利就有弊。车带给人方便了，却让人疲软不能行走；大房子是气派，但是却让人受寒热不均之苦；帅哥美女养眼，却让人纵欲伤身；甘、脆、肥、浓的美食好吃，但是吃多了却是腐肠之药。凡事多看到积极的一面，善于自我调节与自我暗示，压力自然就会相应变小。无休止地追逐钱权名利与美色，会使得人生变得贪婪与无趣。失去了健康，逝去了生命，在死神面前，钱权名利美色与成功都将变得黯然无色。

二、心灵健康幸福指数才会高

转换生活方式的核心在于对自我压力和人生预期的调整，学会放下包袱，学会放慢脚步，学会珍惜生活，学会感恩万物，学会让生活松弛有度，学会分享，学会让心中充实善良和爱。一句话，就是要打造心灵的健康，这样幸福指数就会高，这是实现幸福生活的良方。"心"若有病，即使一身锦衣，吃最为健康的食物，也不会带来多么健康的身体与生活。

由于时代发展的节奏加快，许多现代人总是在喊累。什么样的人会每天活得累呢？我们不妨来对号入座：

责任感太重的人累；

遇事太认真、太投入的人累；

太爱计较的人累；

太争强好胜的人累；

太爱面子的人累；

太能忍耐而不得释放的人累；

心口不一的人累；

思虑太多、忧虑太多的人累；

太在意周围眼光的人累；

太追求完美的人累；

不太会说"不"的人累；

爱当烂好人的人累；

没有自我，总是为别人而活的人累；

不会勉强、不会偶尔任性的人累；

太重人情义理的人累；

没有自信心的人累。

每一个人都会面临进与退、快与慢、得与失、荣与辱、乐与悲、喜与厌等种种复杂关系。人生怎样才能脱离"贪、嗔、痴"这三大苦海？不贪心、不怨恨、不痴迷，合理的压力，适当舒缓的生活节奏，稳定的工作，良好的生活环境，以及个人心理上所产生的认同感、归属感和安全感，这些是幸福的重要条件，与金钱、权力的关系真的不大。心灵健康了，幸福指数才会高。心情好，善沟通，乐分享，不抑郁，《黄帝内经·素问·移精变气论》中有云，"内无眷慕之累，外无伸宦之形"，恬淡安然，是最好的保健良方。即便每天吃最健康的食物、做更多的运动，但若心灵有"病"，迟早也会以身体不适或是疾病等形式表现出来。

一个人的发展有高峰也会有低谷，一个家族亦然；一个人的发展要放到家族、社会长远发展的视角中去观察、去定位，不仅要关注自我当代的发展，也要关注家族、社会长远的发展。我脑海里经常会有这样的想法：一个人或是一个家族的福祉可能是一个常数。后来在书中看到一些中外人士也有此类观点，这也许就是大自然中看不见摸不着的定律，谁也无法违背。君不见，历史上多少王侯将相、功臣名宿，虽然显耀一时，但是繁华阅尽之后，子孙后世往往湮没得不知所终；前代站得越高，后世往往会落得越低。倒是无数升斗小民，家族渐次地螺旋式繁衍发展，不断兴旺。现实生活中也经常看到这样的例子：父母发展得很好，或是有钱、有权、有势、有知识、有背景，虽然也可以偶尔看到"将门出虎子"，但是第二、三代后的儿女不尽如人意的居多，父辈的财富哪怕包含知识都很难传代下去。历史总在不断地轮回之中，每一个人都无法逃离这个看不见摸不着的轮回之圈。

要学会放慢自己的脚步，让身体与灵魂同步；把自己看得低一点儿，尝试接纳不完美的自己，多问一问自己"在单位里，我有那么重要吗？""在人群中，我是特别的人吗？"要自我保持清醒，千万不要错把自己身在的平台当成是自己的本事。没有个体，平台还是那个平台；而没有了平台，个体就会失去存在的价值。千万不要炫耀自己，迷失自己，离开了平台，我们会什么也不是。调整自己的生活方式，自我调压，适度发展，适度利用自然资源，从而为子孙后代预留足够的发展空间，实现家族与社会登山式、绵远流长的发展，"留下三分田，让与后人耕"。"可持续发展"的理念，不仅适用于对资源环境的利用，也同样适用于人的发展。

现实生活中，老天是公平的，不管我们相信还是不相信。它不会把什么都给一个人，它对一个人打开一扇门的同时，也必然会对他关闭一扇门，反之亦然。当它赋予一个人权利时，也必然会赋予他不能推卸的责任，以及他为了维持这份权利所需要不断付出的心计、风险甚至道德和尊严。老天不可能把健康、家庭、财富、权势、美色、幸福等统统地都给一个人，让他尽善至美；给了他这个，就会剥夺他那个。在别人金钱、权势、学历、成功等耀眼光环和表面光鲜的背后，又隐藏着多少别人看不见、体会不到的付出、辛酸甚至苦痛呢？

在纷繁的现代社会中，既然"四十岁前用命换钱，四十岁后用钱换命"，何不调整生活方式，试着树立起这样的一种心态：四十岁之前做事一定要尽力做好，四十岁之后做事只要做到七八成就可以了。这并不是一种对事情、对人生采取的糊弄态度、阿Q精神，它是要建立在看淡名利物欲、辨清得失荣辱的基础上的，是对生活的一种参透和彻悟，是当代面临快节奏生活状态下的一种以"退"为"进"的智慧生活方式。既要勤奋工作，也要学会有品位的生活，把前行的脚步稍微放得慢一些，时常驻足欣赏沿途美丽的风景。乐观开朗，懂得适度放下名利物欲的负担，珍惜身边的人和事，感恩帮助过自己的人，把快乐和财富拿出些来与他人分享，帮助那些需要帮助的人；不仅要关爱自己，也要学会关爱他人，还要学会对万物生灵持有深深的谦恭和敬意，学会如爱护自己般地爱护地球生态环境。这样地生活起来，人就会活得更加从容有度，游刃有余，也会因此而变得心情舒畅，朋友多多，以至善缘无限、福报无量。这就是对自己心灵的调整，对生活预期的调整，对生活方式的调整，对生命的调整。生命中的健康、快乐与幸福，是需要自己去经营的，是可以由自己去把握的。

现实生活中，许多人会遇到"干活越多，受到的批评越多"的尴尬状况，要善于开导自己，说白了，就是要看到其中的"正能量"。不做事，没什么事；一做事，就往往有事；做的事情越多，受到的批评往往也就可能越多。面对这种情况，受到批评越多的人，越说明了自己的不普通与不平凡，能被人惦记和嫉妒也是难得的福气。什么也不干的人或平庸的人，才受不到任何批评。我们要学会感恩批评自己的人，那些人是自己生命当中的贵人，因为批评才能让自己看到自己的缺点或不足，也证明了自己的卓然能力和与众不同的价值。当然，还有一条保持自己心灵健康的"秘诀"，那就是"跟着感觉走"，走自己的路，不在意别人的风言风语，让无聊的、什么也不干的、平庸的人去说吧。人生短暂，做好自己感兴趣的事情就已经很足够了，哪有闲心管那些无聊的闲言碎语呢。顾虑太多，只会停滞自己前行的步伐。想千次万次，不如实实在在地行动一次，不如实实在在地做一回真我。做敢于转身的人，做勇于探路的人。用心地唱好自己的每一首歌，哪怕只是拨动了一个人的心弦！走自己认定的路，任何途中的动摇和辩白，都会消耗时间消耗心力并耗费生命，不要耽误了自己的行程。只需记住，我们永远无法满足所有人的"口味"，也无法让所有人都满意自己。

要想心灵健康幸福指数增加，就要逐渐学会慢慢释放积压于心中的怨恨。我们在生活中抱怨的事大多已经发生，抱怨只会增加负面情绪，会使自己和他人都郁结于心；如果顺应自己的抱怨，事情就会向着自己抱怨的方向发展，输入了负面的"指令"，就会得到运行的"结果"。学会认同自己与他人的差异，不以自己的标准来要求或评价别人，遇事多问己过，少责人非，"错的不是我，而是你"是心累和人际关系紧张的根源。扔掉"我不喜欢的就是不好的"的自我标准。特别是遇事别人不帮我们，那是他的本分，帮了我们则是自己的福分，帮或不帮皆要感恩于心，而不要因为别人不帮而去怨恨。别人有帮你的能力，不代表他就应该帮你。无端地抱怨或指责会将本可能帮你的人、接近你的人推向反面。更不要用道德绑架的方式来强制别人帮你，例如，"你收入那么高，为什么舍不得借我5000块钱，不就5000块钱吗，多么点儿啊，太自私了""你文字水平那么高，为什么就不能帮我给这篇文章提些意见，不就是提点儿意见吗，多大点儿事啊，太自私了"，人家凭什么要借你钱或是帮你修改文章呢？你是人家的父母还是妻儿？或者把自己面临的压力施加给可能帮助自己的人，例如，"你是编辑，你帮我把这篇文章最迟在两个月内刊发出来，我毕业或评职称需要"，这个也很让人无语，为什么自己的文章不早写呢？文章走起流程来也是需要时间的啊。转引几句话，"不要把别人的情分，当成自己的福气。不要把别人的客气，当成自己的运气。不要把别人的包容，当成自己不要脸的资本"。（咪蒙，2016）没有什么人应该为你而活着，要常换位来思考。

要想心灵健康幸福指数增加，还要乐观开朗，积极与他人多多分享自己的健康与喜悦。设身处地地为他人着想，包容他人的缺点或不足，欣赏他人的优点或好处，宽以待人，从每个遇见的人或事身上努力去发现美、看到美、欣赏美。戒除自己的负面情绪或言论，努力地每天活在欢笑中，与人积极分享健康，分享喜悦的事情，而不是分享抱怨，特别是不要让心爱的人、爱自己的人成为听自己抱怨最多的人。带着保守、猜忌、怀疑或戒备的心理去接近别人，得到的也难免是别人的保守、猜忌、怀疑或戒备。努力做到真诚、宽容的自己，才能遇到真诚、宽容的别人。付出的真诚宽容多，未必回报的真诚和宽容就多；但是付出的虚伪多，得到的虚伪则往往更多。

生活就像一座"围城"，每个人都身陷其中，身处围城之外的人想冲进去，身处围城之内的人想逃出来，每个人都有自己的苦衷和快乐，无论是职业还是婚姻，想开了都不过如此。不管身处哪座"围城"，我们都要努力地做好人生的"加减法"，用加法去爱，用减法去怨恨，与人为善，乐于助人，在成就他人的同时亦快乐地成全自己。

与众乐可也，而独处时亦乐，"空山夜雨，万籁无声"，这种寂静不是一般人能够感受到和享受到的，只有灵魂不空、有内涵的人才能做到如此。学会享受孤独以及独处的妙处。努力地做到人生的淡定与安宁，不要显得自己有多么比别人高明或是聪明，经常发怒会伤肝，思虑过度会伤脾，受到惊恐会伤肾，悲伤过度会伤肺，过于惊喜则会伤心。情绪易激动或经常压抑愤怒情绪的人，易患高血压；依赖性强、不成熟、内向被动、情绪不稳定的人，易患哮喘病；有依赖感和挫折感，过分关注自己的人，易患溃疡病；性格固执、好嫉妒、谨小慎微的人，易患偏头痛；渴望同情，有自卑、自负倾向的人，易患荨麻疹。癌症病患，大多长期的压力得不到释放，长期习惯自我克制、内向、情绪压抑、多愁善感；糖尿病患，则大多情绪长期紧张、焦虑，情绪不稳、抑郁。（陈大春，2014）所以，为人处世要看得开些，想得宽些，不能太敏感、太焦灼，淡泊安宁才更适宜于养身养心，才可能开悟生命。明末清初李渔《闲情偶寄》有诗云："略带三分拙，兼存一线痴；微聋与暂哑，均是寿身资。"日本当代著名作家渡边淳一提出了一种叫作"钝感力"的能力，指出在不同领域取得成功的人，在拥有才能的同时内心必定具备正面意义的钝感力，钝感是让人身上的才能发扬光大、开花结果的最大力量。不仅如此，钝感还能让人赢得爱情、维持婚姻，获得身体的健康，人也能够因此而更好地适应各种生存环境。（渡边淳一，2014）显然，这与李渔的"拙、痴、微聋、暂哑"有着异曲同工之妙。

只要我们的心灵内外不纠结，健康就会常相随。内心所想与日常所行如果背离甚远，则容易导致健康问题，"病由心生"。"善行"虽好，更要有内心的"善心"与"善念"。做人表里尽力如一，内外不纠结，不求成为一个多么"高大上"的人，但求成为一个真实不虚伪也不坏的人。学会示弱，许多时候温柔反胜于坚强，它会让自己赢得更多的友谊与尊重。不念过去，不预将来，努力发现蕴含在每天柴米油盐酱醋茶中的平凡的幸福，也努力去找寻自己和这个世界中的诗意的存在。人生的选择是要自己做出的，道路也是要由自己走的，我们能拿起来又放得下的不应只是筷子。所谓的幸福是由自己内心感觉出来的，而不是被别人评价出来的，不要总那么渴求得到别人的认可，别人认为你幸福，你就幸福了吗？别人认为你不幸福，你就不幸福了吗？时光易逝，世界只会是自己的，此生此世，我们主要还是活给自己看的，且行且珍惜！正如杨绛先生在其《一百岁感言》中所描述得那样：

> 上苍不会让所有幸福集中到某个人身上，得到爱情未必拥有金钱；拥有金钱未必得到快乐；得到快乐未必拥有健康；拥有健康未必一切都会如愿以偿。
>
> ……
>
> 我们曾如此渴望命运的波澜，到最后才发现：人生最曼妙的风景，竟是内心的淡定与从容……我们曾如此期盼外界的认可，到最后才知道：世界是自己的，与他人毫无关系。

快乐开朗多一点儿，善良随和多一点儿，淡然安宁多一点儿，知足感恩多一点儿，随心所欲多一点儿，健康也就会相应地多一点儿。我们可以学习苏东坡，《东坡养生集·居止》记述了他在被流放的时候说："凡物皆有可观。苟有可观，皆有可乐，非必怪奇伟丽者也。餔糟啜醨（作者注：指薄酒），皆可以醉；果蔬草木，皆可以饱。推此类也，吾安往而不乐？"《闲情偶寄·颐养部》中也记载有："乐不在外而在心。心以为乐，则是境皆乐；心以为苦，则无境不苦。……故善行乐者，必先知足。二疏（作者注：指西汉疏广、疏受）曰：'知足不辱，知止不殆（作者注：指危险）。'不辱不殆，至乐在其中矣。"

《千金方·养性》中指出，"百年之内，斯须之间，数时之活，朝菌蟪蛄不足为喻焉，可不自摄养而驰骋六情，孜孜汲汲追名逐利，千诈万巧以求虚誉，没齿而无厌。故养性者，知其如此，于名于利，若存若亡；于非名非利，亦若存若亡，所以没身不殆也。"生命短暂，少一点儿追名逐利，多一点儿恬淡安然；少一点儿虚伪和造作，多一点儿真诚和善良；少一点儿苛求和抱怨，多一点儿宽容和随和，身体可以更好的，生活可以更美的。

尘世之间，来去皆缘。无论什么，尽力去做到来而不多喜，去亦不多伤，如是而已。对一个人，给他我们自己认为最好的东西（包括感情），却并非就要别人就此回报我们。我们给别人呈上的那道最费心做出来的自认为最好的菜，也许恰恰就是别人最不喜欢吃的那道菜，生活中常常如此，事与愿违。无论什么，还是淡然些好，这样，生命之中的健康、快乐与幸福，才能更好地得到把握。

第四节　把握自己生命的十二把钥匙

无论是谁，一旦他来到这个世界，不管生活条件是多么地千差万别，几乎都期求着健康长寿，甚至长生不老。古今中外，概莫能免。如何能获得既健康又长寿的生活，这是自古以来人们都非常关心的重要话题，每个人都在找寻着属于自己的答案。

十数年来，严重便秘和痔疮一直纠缠着我，如影随形；2002 年工作之后，肥胖、脂肪肝、高血压、前列腺炎、皮肤过敏等又接踵而来；再加之在京城工作与生活两方面的压力，2008 年左右几乎可以说是达到了身心憔悴的顶峰。可是，就是那样的身心疲惫，当时也只是知道既然病了就只能吃药，还根本没有意识到身心健康是需要自己主动去保养的，是需要对自己的饮食结构和生活方式做出必要调整与改变的，也还不真正明白健康不仅是身体指标上的正常，同时心灵上的健康才是真正而完整的健康，才能打造出有幸福感的生活来。

总结起来，下面这些都是可以借鉴并可以在生活中尝试施行的把握自己生命的实用钥匙：

一、让新鲜蔬果和五谷杂粮重回餐桌

吃的每一口食物都与身体的健康息息相关，吃得对或不对，吃得多或不多，就是自己在选择健康还是疾病，故此，要吃新鲜洁净的食材。食材的洁净体现在两个方面：一是清洗得要干净，对于蔬菜水果多使用流动的水进行清洗，多洗涤几遍，能去皮的则尽量去皮；肉类除用水洗之外，炒菜前先用开水焯个头道；二是选用的食材要尽量少被污染，根据自身条件选购普通食品、无公害食品、绿色食品甚或是有机食品（见表2-3）。

表2-3 食品级别的区别

类型	生产条件	认证机构	差别
普通食品	无具体要求，农户自行掌握。	无须认证。	从普通食品到有机食品，档次越来越高，生产标准越来越严，相应价格也越来越贵。
无公害食品	毒害物质残留量控制在国家允许范围内。	省级农业部门认证。	
绿色食品	生产过程中允许限制性地使用化学合成物质。	中国绿色食品发展中心认证。	
有机食品	按照传统耕作方法生产，生产过程中禁止使用化学合成物质。	国家有机食品发展中心认证。	

为健康计，为地球生态环境计，减少肉禽蛋奶的摄入量并控制在每餐的10%及以下。选吃当地当季产出的新鲜蔬菜水果，减少对蔬果的中间加工环节。素菜的烹调方法以速炒、水炒、开水焯为主，然后将橄榄油、亚麻籽油等拌入调味最佳。

改变长期吃精米精面的习惯，改吃糙米、玉米、小米等五谷杂粮，注意黄豆、黑豆、鹰嘴豆等各种豆类的摄入，尝试将五谷杂粮与豆类混杂起来做饭，这样混吃更为健康。

调整饮食结构，在选吃当地当季新鲜蔬果与改吃糙米等五谷杂粮的基础上，注意多种豆类以及红薯、芋头、藕、牛蒡、蘑菇、木耳、紫菜、山药等富含膳食纤维食材的经常食用；使用经过专业净水设备净化过的水来做饭、炒菜和饮用；注意选购特级初榨橄榄油（英文对应的是 Extra Virgin Olive Oil）、葡萄籽油、亚麻籽油等对身体有益的油类来食用，严格防范地沟油；摒弃白糖，食用果糖（也称果寡糖或寡糖），果糖不仅也有甜味，而且具有不被身体消化却能增殖肠道益生菌的积极作用。

逐渐适应食物的本味，选择少吃、不吃含有香精、色素、防腐剂等添加剂的食品（见表 2-4、表 2-5），少吃或不吃精加工食品，少吃或不吃联合国公布的十大类垃圾食品：油炸食品、腌制食品、加工类肉食、饼干类食品、汽水可乐类食品、方便面类食品、罐头类食品、话梅蜜饯类食品、冷冻甜品类食品、烧烤类食品。这并不意味着中餐就都是好东西，许多中餐食品，加工过程复杂，高油高盐高味精高油脂高淀粉，同样可以称之为垃圾食品，比起洋快餐有过之而无不及。概括起来，就是要选吃当地当季产出的时令新鲜蔬果为佳。

食物加工过程不必复杂，不要过于迷恋调味料的味道，学会逐渐适应和感知食物的本味，尽量选用自然调味料，尽量少用或不用化学调味料，如尽量减少味精的使用，使用不含防腐剂的酱油，使用纯手工酿造的醋，使用原生矿盐、粗盐而少用精盐。嘴巴越喜欢吃的东西，往往是身体越不需要的东西。我们已经沉迷于食物的加工味道而忽略了食物的本味太久了。

表 2-4　食品中可能滥用的食品添加剂品种名单

食品种类	可能滥用的添加剂品种
渍菜（泡菜等）、葡萄酒	着色剂（胭脂红、柠檬黄、诱惑红、日落黄）等
水果冻、蛋白冻类	着色剂、防腐剂、酸度调节剂（己二酸等）
腌菜	着色剂、防腐剂、甜味剂（糖精钠、甜蜜素等）
面点、月饼	乳化剂（蔗糖脂肪酸酯等、乙酰化单甘油脂肪酸酯等）、防腐剂、着色剂、甜味剂

（续表）

食品种类	可能滥用的添加剂品种
面条、饺子皮	面粉处理剂
糕点	膨松剂（硫酸铝钾、硫酸铝铵等）、水分保持剂磷酸盐类（磷酸钙、焦磷酸二氢二钠等）、增稠剂（黄原胶、黄蜀葵胶等）、甜味剂（糖精钠、甜蜜素等）
馒头	漂白剂（硫黄）
油条	膨松剂（硫酸铝钾、硫酸铝铵）
肉制品和卤制熟食、腌肉料和嫩肉粉类产品	护色剂（硝酸盐、亚硝酸盐）
小麦粉	二氧化钛、硫酸铝钾、滑石粉
臭豆腐	硫酸亚铁
乳制品（除干酪外）	山梨酸
蔬菜干制品	硫酸铜
"酒类"（配制酒除外）	甜蜜素
面制品和膨化食品	硫酸铝钾、硫酸铝铵
鲜瘦肉	胭脂红
大黄鱼、小黄鱼	柠檬黄
陈粮、米粉等	焦亚硫酸钠
烤鱼片、冷冻虾、烤虾、鱼干、鱿鱼丝、蟹肉、鱼糜等	亚硫酸钠
奶粉	乳化剂

表2-5　食品中可能违法添加的非食用物质名单

食品种类	可能违法添加的非食用物质名称
腐竹、粉丝、面粉、竹笋	吊白块
辣椒粉、含辣椒类的食品（辣椒酱、辣味调味品）	苏丹红
腐皮	王金黄、块黄
乳及乳制品	蛋白精、三聚氰胺
腐竹、肉丸、凉粉、凉皮、面条、饺子皮	硼酸与硼砂
乳及乳制品	硫氰酸钠

生命由自己把握

（续表）

食品种类	可能违法添加的非食用物质名称
调味品	玫瑰红 B
茶叶	美术绿
豆制品	碱性嫩黄
海参、鱿鱼等干水产品、血豆腐	工业用甲醛
海参、鱿鱼等干水产品、生鲜乳	工业用火碱
金枪鱼、三文鱼	一氧化碳
味精	硫化钠
白砂糖、辣椒、蜜饯、银耳、龙眼、胡萝卜、姜等	工业硫黄
小米、玉米粉、熟肉制品等	工业染料
火锅底料及小吃类	罂粟壳
乳与乳制品、含乳饮料	革皮水解物
小麦粉	溴酸钾
乳与乳制品	β-内酰胺酶（金玉兰酶制剂）
糕点	富马酸二甲酯
食用油脂	废弃食用油脂
陈化大米	工业用矿物油
冰淇淋、肉皮冻等	工业明胶
勾兑假酒	工业酒精
火腿、鱼干、咸鱼等制品	敌敌畏
酱油等	毛发水
勾兑食醋	工业用乙酸
猪肉、牛羊肉及肝脏等	肾上腺素受体激动剂类药物（盐酸克伦特罗，莱克多巴胺等）
猪肉、禽肉、动物性水产品	硝基呋喃类药物
牛羊肉及肝脏、牛奶	玉米赤霉醇
猪肉	抗生素残渣
猪肉	镇静剂

（续表）

食品种类	可能违法添加的非食用物质名称
双孢蘑菇、金针菇、白灵菇、面粉	荧光增白物质
木耳	工业氯化镁
木耳	磷化铝
焙烤食品	馅料原料漂白剂
黄鱼、鲍汁、腌卤肉制品、红壳瓜子、辣椒面和豆瓣酱	酸性橙 II
生食水产品、肉制品、猪肠衣、蜂蜜	氯霉素
麻辣烫类食品	喹诺酮类
面制品	水玻璃
鱼类	孔雀石绿
腐竹、米线等	乌洛托品
河蟹	五氯酚钠
水产养殖饲料	喹乙醇
大黄鱼	碱性黄
叉烧肉类	磺胺二甲嘧啶
腌制食品	敌百虫

二、饮用干净卫生的水

水是生命的源泉，人体的主要成分就是水，水约占到全身体重的70%。水是百药之长，水含有大量微量元素、矿物质，能促进身体的运化功能，水还能起到降低身体血液浓度、缓解身体疼痛和炎症以及滋养皮肤、舒缓人精神等显著功效。据研究，许多时候，身体疼痛是身体缺水的一个标志。某些时候，身体如果出现局部疼痛，可以尝试着用喝水来进行缓解，不一定马上就要去吃止疼药、消炎药，适量喝水不会伤害身体，后者则会产生一定的毒副作用。

每天要注意适度饮水，早晨起来可以养成空腹喝一大杯白开水的习惯（可以适当加点儿盐，盐有软坚泄下的作用），可以是温开水，也可以是干净的生水，这样可以促进体内的循环和废物的排出；当然早晨饮用的白开水应以接近体温为佳，以避免刺激肠道，引起不良反应。因为吃进去的食物中也含有部分水分，所以，每天直接喝的水大概要在 1500 毫升左右，即大约在 6～8 杯左右。当然，因人而异，不一定就非得饮用这么多的水量，感觉身体渴了（最好不是极渴），就要喝水，这是身体发出了需要水的信号。当身体出现尿黄、尿少的情况时，已经表明身体出现了饮水不足的情况。水喝多了，也会造成对肾脏的压力，对身体也同样是害。晚上 9 点之后尽量少饮水，以避免睡觉不安频繁起夜。

肉眼看着没有杂质的表面干净的水，并不意味着就是卫生的水。目前我国水污染形势严峻，根据《中国环境年鉴》的数据显示，我国废水排放总量呈现直线上升的态势（见图 2-13），2001 年废水排放量为 428.4 亿吨，到 2010 年增长到 617.3 亿吨，短短 10 年时间，增长了 44.09%，几乎快翻了一番；如果按照我国国土面积来计算，2010 年我国每平方公里国土面积上排放的废水量达到了 6430 吨；如果按照全国 13.7 亿人口来计算，则达到了人均约有 45 吨的废水量。综合对全国水资源状况的研究显示，目前全国多数河流湖泊都存在不同程度的水污染情况，其中松花江为轻度污染，黄河、淮河、辽河为中度污染，海河为重度污染。75% 以上的湖泊存在着富营养化的现象，尤以太湖、巢湖和滇池为重。全国 195 个城市的地下水监测数据显示，97% 的城市地下水受到不同程度的污染，40% 的城市地下水污染有逐年加重的趋势。（江曙光，2010；夏军等，2011；宿希强等，2011）住建部在 2012 年 5 月给出了城市自来水厂出厂水质达标率数据，为 83%。当然，这一数据受到了普遍质疑。有报道就称我国自来水合格率仅为 50%，自来水含有有机化合物、重金属等污染，内地还没有一个城市实现直饮水。（俞莹，2012）概而言之，近 20 年我国水污染已从局部河段扩展到区域和流域，已从地表水扩展到地下水，已从单一型污染发展到复合型污染。

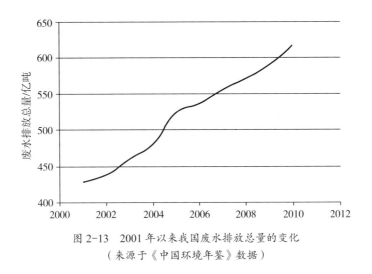

图 2-13　2001 年以来我国废水排放总量的变化
（来源于《中国环境年鉴》数据）

　　水中的农药、化肥、重金属等各种污染让人难以安心。未经处理的废水、废渣、禽畜粪便以及农药、化肥、激素、抗生素等，经过各种途径进入水体之中，各种有机物和镉、汞、砷、铬、铜、镍等重金属物质，会通过水这一媒介不同程度地进入人的身体之中，诱发多种慢性与恶性疾病，对健康的危害巨大，难以预测和估量。根据一项针对山东微山湖水域重金属分布特征及水质评价的研究表明，山东微山湖铜、锌、铅、铬、镍、镉等六种重金属的超标率分别达到 100%、60%、70%、20%、20%、0%；微山湖重金属污染达到重度污染水平，铜、铅为主要污染元素。（蒋万祥等，2012）

　　能否喝上一口安全卫生的水，已经成为摆在我们每一个人面前的紧迫课题。据统计，中国有 2.8 亿居民在使用不安全的饮用水。喝瓶装矿泉水质量虽总体较好，但是价格较贵，偶尔饮之可以，长期作为家庭用水对于普通家庭来说不甚现实。市场上的许多桶装水的质量也很难保证。自来水虽然达标，也只是达到了"安全不健康"的标准。

所以，家中安装使用专业的净水设备，对自来水进行净化处理，这样饮水做饭就可以使用在一定程度上"干净健康"的水了。

专业净水机能有效过滤自来水中所含的铁锈灰尘、余氯异味、致病细菌及孢子孢囊、铅汞等重金属、苯等挥发性有机物，同时保留水中对人体有益的矿物质元素。家庭用小型专业净水设备价格从数百元到数千元不等，不同家庭可以酌情选购使用。从长远效果看，安装家用小型净水设备还是较为省钱省心的。如果想在办公室饮用的话，则可以使用具有净化功能的滤水壶来对自来水进行净化处理，使用起来也非常方便。

如果是干净卫生的水，在许多人习惯喝开水的同时，可以尝试适当饮用生水，生水中氧的含量高，对身体也会有益。条件许可的话，可以尝试这个改变，看看能否给身体带来一些意想不到的变化。

为了能睡上一个好觉，睡觉前的一到两个小时内尽量减少饮水，以免频繁起夜干扰睡眠质量。

现在瓶装水、桶装水到处有卖，十分方便，不过在选购时，要千万注意它们的质量，瓶装水、桶装水的质量丝毫也不容乐观，合格率不足八成，微生物超标、亚硝酸盐超标、饮水机的二次污染、劣质水桶的质量问题等仍较为突出。在选购时，如果发现瓶身有擦痕，瓶（桶）盖已经被拧开过，那么就可能是回收的瓶子自行加装的水来充数的，这种水的质量无法保证，是不能随便购买和饮用的。我在超市就曾经屡次买到过这样的瓶装水，许多朋友也都有过类似的经历。

三、少吃细嚼

古人曾经说过："早上要吃好，中午要吃饱，晚上要吃少"，还说过"一日之忌，暮食无饱"，这两句话说的都是饮食要有度，早餐要注意质量，午餐可以吃饱，但是晚餐则一定要少吃，以吃到七八成饱为佳。与古代不同的是，古代先人日出而作，日落而息，生活节奏较慢，中餐是正餐，一日三餐可以按照"早上要吃好，中午要吃饱，晚上要吃少"来进行安排。但是现代人生活节奏快，基本上是早餐、中餐都很随意，而晚餐则往往是正餐，而且往往会多吃。这种情况下，同样要注意饮食有度，只不过根据实际情况要进行适当的调整而已。晚餐尽量做到少吃，让身体在晚上能够得到充分的休息，晚餐如果吃得太多，或是临睡前又吃了食物，会出现胃胀或打嗝、反流、烧心等症状，影响睡眠效果；实在吃多了，早餐就尽量少吃点儿或是不吃，给肠胃以充分休息的机会。如果早上起来感觉饿了，则可以吃上一顿丰盛的早餐。三餐具体应根据实际情况来安排，饮食有度当是前提。既要营养健康，吃身体需要的食物，同时做到适当少食。适当少食，可以保持身体消化吸收、排泄与免疫功能的旺盛活力，促进身体中废物的排泄。身体的消化吸收与排泄是一个动态的能量平衡系统，消化吸收消耗的能量多则排泄会变弱，消化吸收消耗的能量少则排泄会增强，所以，饮食有度能够促进身体消化吸收与排泄处于动态平衡状态。吃饭七分饱，真的是人生中关于得与失的一种大大的智慧。七分饱的人生，看似失去，实则得到，实际上会拥有更扎实的健康和更丰盈的生命。吃的是饭，控的是欲，修的是心，吃喝拉撒睡皆是人生修行的不二道场。俗话说，舍得舍得，不舍不得，对吃饭亦是如此，吃得少一点儿，健康多一点儿。

现在人们都说自己很忙，但是不是真的在忙？真的要打个问号，上网，看电影，上微博，聊QQ，刷微信，连走路都在看着手机或是ipad……这其中到底有多少忙是真正有价值的呢？忙到连吃饭的时间似乎都没有了，囫囵吞枣似的吃饭已司空见惯。把食物粗糙地放到胃里，殊不知这样对身体的伤害很大，嘴巴该完成的咀嚼功能不能让胃去完成。人是大自然的产物，身体拥有许许多多神奇的功能，细嚼慢咽就是其中之一。细嚼慢咽的作用，一是将食物充分嚼碎，将之与唾液充分混合，这样食物容易被消化吸收；二是唾液具有天然的杀菌作用，这是身体的一道天然防线；三是细嚼慢咽才能慢慢地欣赏到食物的本味，体验到食物的真实味道。

人活着就要吃食物，而无论是荤食还是素食，无论吃的是什么，均是在剥夺其他生物的生命而延续人的生命，都不能站到道德的制高点上；不能因为我们是有着主动权的人类，就有天生剥夺和虐待其他生物生命的权利。无论是谁，吃荤还是吃素都是个人的选择。吃荤的人，不要指责、反对和嘲笑别人吃素，要尊敬他人的选择，吃素的人反之亦然，也不能认为吃荤的人道德水准不够，多么残酷。不管吃荤食还是素食，一是要适可而止，保持对食物摄取的限度，不要暴殄天物；二是万物有灵，食物带给我们生命与智慧，在享受食物的同时，对食物要常持善念、常怀感恩的心。吃饭的时候尽量心神专一，专注于吃饭，不带怨恨与愤怒等情绪吃饭，不玩手机，不看电视，完全享受食物的美味并怀感恩之心，食物也更能对身体发挥出卓越的功效。

任何生命，不管是动物、植物还是微生物，不管它是微小的还是巨大的，无不是地球生态系统的有机组成部分，都是漫长地质历史过程中天造地化的杰出产物，都彼此紧密地联系在一起，不管这种联系是否被人所认识所感知。人不是自然的主人，人只是自然的一员，人永远也征服不了自然，而能做的只能是认识自然并顺应自然的规律。只要去过青藏高原，看到那不悲不喜的雪山，静穆安宁的圣湖，在这世界之巅会觉得"人定胜天"这四个字是多么可笑。人来高原看了雪山与圣湖，更是雪山与圣湖阅尽了人间的沧桑、世故与可笑。在地球生态系统中，人与其他的有机体一样，具有同等的生态地位，大家作为一个相互联系的整体而共同存在，所以，作为有灵性的人，不仅对于自己要尊重，对于其他生命一样要学会尊重，要给予其他动物和植物的生命以伦理道德的深切关怀，从整体生态链的视角来认知自己的行为方式，人不是自然的主人，自然界也不是商品，人的生命只是自然生态系统的一个环节而已；人类关怀生灵万物，爱护地球生态环境，实际上就是在关怀人类自己。环境毁了、地球没了，人也就失去了生存的环境。我们吃作为食物的生物时，要持有一颗感恩的心，要对供给我们生命能量的它们持有深深的敬意。爱因斯坦曾经形象地说过："一个只关心自己并视周围其他生灵毫无意义的人，其生活不会健康和快乐。"

关于护生爱生，唐代白居易写道："谁道群生性命微，一般骨肉一般皮。劝君莫打枝头鸟，子在巢中望母归。"宋代陆游写道："血肉淋漓味足珍，一般痛苦怨难伸。设身处地扪心想，谁肯将刀割自身。"宋代苏轼写道："口腹贪饕岂有穷，咽喉一过总成空。何如惜福留余地，养得清虚乐在中。"宋代黄庭坚写道："我肉众生肉，名殊体不殊。原同一种性，只是别形躯。"近代弘一大师在《护生画集》中录耐庵道人诗云："有命尽贪生，无分人与畜。最怕是杀烹，最苦是割肉。擒执未施刀，魂惊气先窒。喉断叫声绝，颠倒三起伏。念此恻肺肝，何忍纵口腹。"从这些脍炙人口的诗词字句中，不难体会出这些先贤圣人对世间万物生灵深深的敬爱之意以及深切的慈悲情怀！

对生命，对万物生灵，真是应该多多充满敬畏、感恩与慈悲。每每翻阅到《护生画集》第一集中描写屠宰时小羊与母羊生离死别的诗句"生离尝恻恻，临行复回首。此去不再还，念儿儿知否"，总是禁不住心中涌起无比凄凉和悲怆的感觉。"今日我牵羊，明日人牵我"，人生的许多际遇何尝不是因果轮回并报应不爽呢？善待万物生灵，实则就是在善待我们自己。减少一些口腹之欲，不仅更加健康，也是为自己积德。

四、每天坚持适量的走步

现代人整天都喊忙，整天待在办公室、家里、车里，工作、上网、看电视、开车等等，许多人都少运动或不运动，或者总是把运动这件事推到虚拟的明天再说。运动偏少不仅会导致身体僵硬，缺乏柔韧性，还会导致身体体温偏低。体温偏低则会导致身体新陈代谢变弱，是导致疾病的一个重要诱因。体温每降低 1℃，免疫力会下降 30%；而体温每提高 1℃，免疫力则会提升 5 ～ 6 倍。（安保彻等，2012）缺乏必要的运动，生活过于安逸、舒适，血液流动会变缓，身体新陈代谢能力会变弱，多余脂肪会堆积导致肥胖、"三高"等疾患，体内毒素也难以排出，出现过敏等症状，久坐不动，衰老加快。

生命在于动静结合，应适量运动，不运动与运动过度都对身体不好。人们都知道适量运动对于维持生命健康的重要性，但很多人一是认为工作重要，懒得运动、不想动；二是对哪种是适合自己的运动不甚清楚。打网球、打乒乓球、打羽毛球、跑步、爬山等运动形式许多人都尝试过，我也不例外，在历经多次的尝试和选择之后，我才发现走步是最适合普通人的有效运动方式。

走步这一运动形式的运动量适当，几乎每个人都可以去做，对身体的膝盖、关节等也不会造成什么伤害，它不受场地、时间、金钱的限制，只要自己想出去走走，就随时可以进行，并可以起到良好的健身效果。

运动对身体健康的作用，并不在于运动量的过于强烈，也不是一周就运动那么一两次就行了，关键在于每一天对适量运动的坚持和持续，循序渐进。生命需要运动，但须适量，千万不要为了运动而过量运动，过量运动往往是无氧运动，会引起身体的不良反应，造成对膝盖、关节、肌肉的伤害和人体早衰。运动过量比不运动的危害更大。现在流行在朋友圈晒步数，为了攀上走步的靠前排名，有人每天为走步而走步，每天走上 2 万～ 3 万步甚至 4 万～ 5 万步者大有人在，从而造成膝关节滑膜炎甚至膝关节积液。据统计，全世界运动员的平均寿命仅 55 岁。孙思邈就曾说过："养性之道，常欲小劳，但莫大疲及强所不能堪耳。"走步是适合普通人的有氧运动形式。简单步行走，好处多又多（见表 2-6），我工作中的许多好点子好创意，包括本书文字的许多创作，都是在走步过程中慢慢想到的，有时走步过程中的思维迸发，真如灵光闪动。

表 2-6　走步的益处

	功　　效
1	促使脑部释放内啡肽，使人心情愉悦，消除紧张、烦躁；消除脑部疲劳，思维清晰、灵活。
2	增强心肺功能，减少心肌梗死。
3	增强背部肌肉力量。
4	增强腿部骨骼和肌肉力量，使关节灵活。
5	对防治高血压、高脂血、糖尿病、肥胖症、便秘等有益。
6	保持良好的形体。
7	平和内心，活跃思维。
数据	一周步行 3 小时以上，降低 35% ～ 40% 心血管疾病风险；一周 3 天，每次步行 45 分钟以上，可有效预防老年痴呆；一周步行 7 小时以上，可降低 70% 乳腺癌的罹患率，对 Ⅱ 型糖尿病有 50% 的疗效。

　　为长久的生命健康计，摒弃"我哪有时间锻炼"的借口，打造属于自己的最大财富——健康的身体。每天充分利用各种闲暇时间，尽可能坚持快步走上约半小时到一个小时，手臂甩开大踏步地走，上下身齐锻炼效果更好，只要脚底、头顶微微出汗就已经是一个不错的运动量了。适量运动不在于每天走步的运动量有多大，贵在坚持不懈，持之以恒，而对身体的效果也恰恰来源于每一天的坚持不懈。

　　特别是对于那些久坐办公室的人，只要每天坚持快步走路，就会带来显著的健身效果，体形会逐渐变好，精神会变得愉悦，睡觉也会变得香甜。快走过程中，可以想事情也可以不想事情，可以心无旁骛也可以欣赏沿途风景或是听听音乐，无论是行进在塑胶跑道上还是在城市街道、乡村小路上，一定都会快步走出属于自己的健康之路来。

　　从 2010 年春节开始，无论寒暑，我每天都尽可能地坚持快步走路，一开始走不多远就气喘吁吁，后来不仅越走越快，越走越远，随着对走路的持续坚持，逐渐走出了越来越多的健康和快乐来。按照每天走 5 公里来算，6 年的时间就走了约 1.1 万公里的路程了，这差不多是从祖国的最东边走到最西边再返回还远些的距离。人生如走路，每一个进步都来自于每一点微不足道的积累。走的是步，修的是心，收获的则是身心回归的喜悦！

走步虽好，但是也要注意自己的身体状况以及走步的时间，生病或体虚，则宜怡养，不适宜过多走步。睡前也不适宜走步，睡前宜静，有些朋友晚上十一二点了还要出去走上一两个小时，这反而对身体健康有害。按照自然的节律"春生、夏长、秋收、冬藏"，到了秋冬季节，运动量要逐渐减小，特别是冬天，宜保养身体的元气。

五、每天亲近"太阳公公"

太阳对于地球、对于人类生存的意义不言而喻。每天太阳升起，阳光遍洒大地，使得万物充满生机，欣欣向荣。离开了太阳的普照，生命也就不复存在。

随着生活节奏加快，现在的人因为工作忙得没时间吃饭，没时间睡觉，没时间陪家人，没有时间锻炼……也有怕晒黑、久坐不动宅家里、上网……许多人与太阳已经久违了。适当晒晒太阳，其紫外线能起到杀菌消毒的作用，衣服被子隔一段时间要拿出来晒晒也是这个道理，晒过的被子盖在身上，那种温暖和独有的阳光气息绝对让人感觉惬意非常。晒太阳，还能促进身体维生素 D 的合成和钙的吸收。晒太阳对于促进钙吸收所起到的作用，远远大于摄取钙片的效果，前者是大自然赐给人类的礼物，每一个人都可以平等地享有，有利而无害，后者则是人造的，不但需要花钱而且其功能效果同样也不可与晒太阳相比拟。电视上天天宣传人们缺钙，告诉人们要常常补钙，要多吃钙片，要多喝牛奶，云云，其实适当晒晒太阳就能促进身体合成必需的钙，既不花钱，也不费事，只要每天到户外与太阳公公多亲近就可解决。

不仅如此，晒太阳还能增强体内抗癌蛋白的活性，能有效预防皮肤过敏、近视、骨质疏松、佝偻病、风湿性关节炎、前列腺炎、抑郁症、精神分裂症、流感、乳腺癌、结肠癌、卵巢癌等多种疾病。之所以能够预防这么多种类的疾病，其奥秘就在于晒太阳对于人体维生素D吸收的促进作用。维生素D缺乏会导致多种疾病发生概率的增大，如果服用人工维生素D药片，其一它是人工合成的营养片，其功效自然替代不了身体自身合成的天然维生素，其二是可能导致服用超量中毒的问题。而每天适当晒晒太阳，既自然又适量，无此之虞，自己一点儿也不必担心。

无论多忙，抽出时间到户外适当晒晒太阳，让阳光放松我们的心情，调整我们的情绪，好好享受大自然母亲恩赐给我们的这个免费的礼物和神奇的药物。晒太阳能增加身体阳气，使身体温暖，促进身体对于维生素D和钙的吸收，能增强身体免疫力，能有效预防和减少多种疾病的发生，省钱又省力还提升生命质量，何乐而不为呢？

当然，晒太阳也要注意选择合适的时间，一般是在太阳光还不是很强烈的时候，晒半小时左右即可。如果阳光过于强烈，物极必反，暴晒又会导致皮肤灼伤、蜕皮、皮肤癌等危险，这时就要注意选用墨镜、防晒霜等以加强对紫外线的防护。

六、按时上床好睡眠

老天创造了白天，白天让我们工作；也给了我们黑夜，黑夜让我们疲惫的身心得以休息，积蓄力量第二天好继续前行。这就是天道，要想天人合一，白天工作，晚上睡觉，不过如此。现代人压力大，晚上睡觉还要想着工作、想着生活，或是想着娱乐，心里放不下，获得一个充足的睡眠已经成为许多人的一个奢望！

缺乏睡眠，睡眠质量差，能把"肚子搞大"，造成啤酒肚；长期熬夜，会导致情绪不佳、头痛、疲劳、健忘、失眠、焦虑、抑郁、皮肤干燥、暗淡粗糙、长痘痘与免疫力下降，甚至猝死。睡眠不足，还是癌症的"促发剂"，睡眠不足会干扰褪黑激素的分泌，晚上11点到次日6点，是褪黑激素分泌的高峰期。每天睡眠不足6小时，患癌的风险会明显提高。由此可以看出，不睡眠对健康危害大。

充足的睡眠，一是能使疲惫的身心得到有效的恢复，二是在睡眠的时候身体自愈力会发挥出修复身体的功效。人一旦身体不舒服，经常会头昏脑涨的，浑身乏力想睡觉，这就是身体发出的信号，要让人尽快进入睡眠的状态，以便身体将能量集中到对身体的修复、对疾病的康复上来。

为了保有充足的睡眠，一是要学会心情放松，在睡前尽量不要想烦心的事，不要谈烦心的事；二是要营造宽松的睡眠环境，床要舒适，房间越黑越好，电器则尽量不要放到卧室，以减少辐射，特别是手机尽量不要放到身边和床头，睡觉时尽量让手机远离自己或是干脆关机，试想想，没有手机的时代日子还不是一样在过吗？那种慢还更引人回味无穷；三是晚餐尽量要适当少吃，睡前4小时尽量不要进食，吃得过饱使身体将能量集中到消化食物上去，从而影响睡眠的质量和效果。

保有充足的睡眠，不必拘泥于是否达到每天睡足8小时的这一形式，每个人的具体情况各异，只要一觉醒来神清气爽、不感觉到累就行。如果晚上睡眠不足，则午饭后可适当地进行午休（时间不宜过长），以弥补晚间睡眠的不足，其效果也非常理想。

没有人不想获得健康，获得健康的方式各人各样，吃各种营养品者有之，修习各种功法者有之，进行各种体育运动者有之，不运动者也有之，形式可谓多种多样，五花八门。不管获得健康的方式有千条万条，但请千万不要忽略最基本的一条：对于要获得身心的健康来说，每天保持充足的睡眠是最好的"神药"。《闲情偶寄·颐养部》中指出："患疾之人，久而不寐，则病势日增；偶一沉酣，则其醒也，必有油然勃然之势。是睡，非睡也，药也；非疗一疾之药，及治百病，救万民，无试不验之神药也。……惟睡可以息劳，饮食居处皆不若也。"白居易在其《闲眠》诗中也写道："暖床斜卧日曛腰，一觉闲眠百病消。"身患疾病的人，老是睡不好，病情则会日益加重；而一旦睡了个好觉，则醒来重新有了种油然勃发的感觉。这个时候的睡觉，已经不是简简单单的休息了，而成了神奇的药物。可见，充足的睡眠对身心的健康不可或缺。

尽量保持规律的生活习惯，每天按时上床睡觉，最好在晚上 11 点前能够入睡，否则过了这点，反而不易入睡。如果每天能抛开一切，如孩提般地深深睡眠，这就是身心健康的莫大福分。

到点睡觉还是继续熬夜，选择权完全掌握在自己的手中。不好好睡眠，无疑就会增加早点儿"长眠"的机会。生命中的健康由谁来把握，不是别人，就是自己，主动权就在自己手中，就这么简单。

七、让自信与自尊充满内心

许多人的自卑可以说是与生俱来的，特别是对于一些从农村或是中小城市走出来的孩子更是如此。自卑隐藏在许多人的心角，只不过是程度的差别而已，心里总是认为自己比别人差，还没有上阵就自己先打退堂鼓，先就自己看不起自己，先就自己败下阵来。自卑只是自我内心的感觉而已，不是别人看不起我们，实际上这是自己在看不起自己。可能许多人都曾有过这样的感受，昔日同窗、好友现在混得不错了，一说聚会什么的，自己心里好像就觉得不好意思去似的，生怕见了面会被人家耻笑了去，毕竟原先自己也并不比人家差多少呀。

俗话说得好："天生我材必有用"，还说过"居低少卑怯，坦然见骨气"。这些说的就是每个人都要有自信，相信自己在世界上有着属于自己的位置，不必妄自菲薄。正是因为每个人的能力不同，位置不同，境遇不同，才有了这个丰富多彩的大千世界。其实，这也正如一场盛大的演唱会，的确需要大腕明星出来压场，但是也需要更多的二三流明星出场表演，不同的演出会获得观众不同的喝彩，大家互相衬托才能成为一场完整的演唱会。人生路上，有悲有喜，有快有慢，有成功有失败，有顺势有逆势，每个人的人生都是一道独特的风景线。

要想自己逐渐变得强大起来，就要战胜自己的自卑心理，逐渐树立起必要的自信。我曾经也是一个有着比较强烈自卑心理的人，出生农村，从小就自然地认为自己比身边的同学差，比城里的同学差。记得上初中时，去县城到别人家里还紧张到不行。后来，努力读书，通过知识改变了命运以后，到北京这个各界精英汇集的地方工作，感觉恍如一场梦境，既真实又不真实。在这个前行的过程中，我发现自己确有不足，但是我也有属于我自己的东西，世上有许许多多我办不到的事情，但是只要我不懈努力，也自有我能办到的一些事情。尺有所短，寸有所长，各有各的长处和优势，这就是我需要瞧得起自己的理由。许多时候，不是别人瞧不起我们，实际上是自己在瞧不起自己；要想别人瞧得起我们，首先就得自己要瞧得起自己。我们之所以自卑，往往也还是因为把别人想象得过于高贵了。

自信对于身心健康而言非常重要。自信的人往往神采飞扬，溢于言表，与人交往、做事情大多充满信心，从容有度，不容易受到外界因素的干扰。自信的人，往往免疫力相对较强，身体状况较好；一个自信心较强的人，通过暗示自己要健康的心理行为，也能在使自己身体健康方面做出积极的贡献。

自信是必要的，即使是一粒尘埃，在这个世界上也有着它自己的位置和价值。对于大多数人来说，"财、才、貌"即金钱、能力与相貌这三大条件只要能取到其中之一，就已经非常值得自信了，这是高中时期班主任老师教导我的，现在感觉依然受用，话糙理却不糙。经济条件不好，那就勤奋读书，具备开拓创新的能力，再不行，老天可能就会额外赏给我们出众的外貌；三大条件中只要能居其一，就会在这个世界上找到自己的位置和归属。但是，千万不要过度自信，不要取得一点点成绩就沾沾自喜，盲目地看不起他人来，过犹不及，过度自信就是一种或盲目或无知或愚昧的骄傲，惹人耻笑，要知道人外有人，天外还有天，这个世界上总是有在某些方面比自己强的人存在着，纵是知识分子最高荣誉的院士大咖们，知道的也只是他们自己领域的专业知识多一些而已，并非全知全能。俗语有云："高山藏虎豹，荒野埋麒麟。"山野田舍间，也会藏有世外高人。汉高祖刘邦，乃一介乡野布衣，亭长而已；大明王朝的开国功臣徐达、常遇春等，不过是乡野小民，也没有受过什么教育，但他们都在明朝的开创之中发挥出了杰出的军事才能。即使在自己身边的这个小圈子里还算优秀，但是一定要有自知之明，千万不能做井底之蛙，换个空间和环境，很有可能自己就成了并不算优秀的人，之所以在身边的小圈子里还算优秀，往往只是因为自己身边的其他人有些平庸罢了。有一个形象的比喻引人深思，说是人只有到了北京才会发现自己的学历是那么低，挣的钱是那么少，官职也是那么小。应该在自信的同时有着应有的自尊，卓尔合群，首先自己尊重自己，才能赢得他人对我们的尊重，在各种场合尽可能表现出良好的个人素养，举止端庄合礼，大方而不卑不亢。

面对广袤的大自然和无止境的知识，我们每个人所掌握的知识都是非常有限的，故此，要学会保持自信和自尊，既不低看自己又不高看自己。这样的人才能身心健康地不断前进，才能获得越来越多人的发自内心的称赞与尊敬！

八、常怀感恩、欣赏和宽容

人要在这个世界上生存，光靠自己的力量是远远不够的，"一个好汉三个帮"，离开了他人、离开了社会、离开了地球生态环境，我们什么也不是。故此，对人、对大自然及其中的万物生灵要学会感恩，感恩大自然赋予生命，感恩他人的帮助，并以此情回馈给那些需要帮助的人。因为感恩，用情义来交友，把朋友当成是自己找到的亲人，尽力像对待亲人一样去相处，急朋友所急，解朋友所困。在我微信的健康群里，作为群主，我经常说一句话："亲人是父母给的朋友，微友是自己找的亲人"，经常被自己感动，也确实感动了不少人，以彼此的真诚成就了许多段美好的情谊，大家互相关心，彼此都有所收获和成就。当然，尽管我们愿意主动去帮助别人，但是如果被别人搞道德绑架，或是别人把他的压力强加给自己，超出了自己的能力范畴，触及了自己的职业底线，也可以不去帮他，毕竟，帮他不是我们生来的责任。退一步看，如果一个朋友拿超出自己能力范畴或是触及自己职业底线的事情来要求或强迫自己去帮助，这个朋友实在也不值得交往下去，就此散了吧，不要纠缠，越早越好。

甚至感恩我们的敌人，因为有敌人的存在，我们才会看到自己的潜力，才会体验到自己还有那样高的存在价值。

尺有所短，寸有所长。学会善于发现和欣赏每一个人的长处，而不是老把眼光盯着他人的短处；每个人都是世界上一道独特的风景，每一个人都有他能够达到而别人达不到的地方。

宽容地对待身边的人和物，不必计较一时的得失，每每遇到事情和困难，多站在对方的立场去想、去考虑；即使遇到别人的误会、误解甚至偏见，也不要生气和难过，不要急于去辩解什么，宽容地一笑而过；不能用别人的浅见、无知和愚昧来惩罚自己。

以宽容的心扔掉对生活的抱怨。不要埋怨别人做了什么或是没有做到什么或是没有做好什么，我们心中要万分感恩的是别人能有想到自己并为自己做事的那份心，这说明别人的心中有我们呢，我们在别人的心中有着比较重要的位置；朋友或是爱人费了心思或钱财，给我们送了礼物，我们却因为不合自己的心意而心生抱怨，甚至于当面数落，那以后别人就不再会考虑送我们礼物了，因为我们的抱怨带给了别人以压力，是我们让别人的好意受到了伤害，即使礼物不合心意也千万不要心生抱怨，而是应该万分欣喜地接受和感谢。仔细想想自己究竟做到或是做好了什么呢，生活就是这样，我们想抱怨的事情基本上都是已经发生过的事情，即使道理掌握在我们的手中，我们再抱怨又有何用？无端的抱怨，只能换来他人心中的不快甚至对彼此的伤害。对于做事的是非曲直，以宽容的心，努力做到点到为止，告别抱怨，才会换来对方真正的愧疚和感动，这样也才能换来对方对我们发自内心的感激和回报，而不是怨恨。给别人一个笑脸，我们就会换回一个笑脸；给别人一个怨恨，我们甚至会招致更多的怨恨；打别人一耳光，我们的手也必然会疼痛难当。

今日我们一旦轻贱了他人与其他生灵的尊严与生命，他日我们的尊严与生命也迟早会受到他人与其他生灵的轻贱，大千世界，因果循环，我们虽然看不见摸不着，但是报应屡屡不爽。多个朋友多条路，多个冤家多堵墙，感恩与宽容是广结善缘、广积福报和化解误会、仇怨的良方。

俗话说得好："海纳百川，有容乃大"，心怀感恩，以欣赏的眼光看待他人与世界，宽容处事，任何事物或是人的成长，都是需要经历一个过程的，完善与完美是需要时间去积累去沉淀的，放手让自己或他人去尝试好了，想千次万次，不如行动一次，一万次美妙的想法，也不如一次笨拙的行动。与人相处，千万不要总是想显得自己多么与众不同，或是自己比别人聪明多少或是强多少，千万不要把恶语中伤和贬低别人的付出当成是一种乐趣和习惯，千万不要总想着去戳破别人的话语、强加自己的观点给别人或是自以为是，不要成为令人厌恶的"毒舌"，看破不点破，何必去揭穿！即使自己很强也要学会适当地示弱，要多为别人点赞，特别是能为自己身边熟悉的人多点赞，即使不点赞，也不要对身边熟悉的亲朋好友"毒舌"相向，多一些即使是"言不由衷"但却率直的赞美和热情的鼓励，多以自己的能力去尽可能地帮助他人成就他人，我们就会发现自己身处的世界会变得越来越宽广、博大，我们会赢来更多的友谊与尊重，最终成全的实则也是我们自己。人生有缘才能相聚，我有时在想，每一次的相遇是不是都是久别的重逢？亲人多半是前世的好友，好友多半是前世的亲人，而给自己带来各种烦恼的，也许多半是自己前世伤害过的人。有缘常聚聚，无缘随它去。总有些人和事会慢慢地淡出自己的生活，学会接受，学会顺应，而不是总在怀念，不要彼此怨恨和互相折磨，不要白白消耗掉美好的时间与美妙的生命。珍惜行走路上的相遇，珍惜生活，珍惜身体的健康，珍惜生命，许多时候，不经意地说声再见就真得再也不会相见了，来日并非真的就是那么方长。

九、欲望简单点儿生活快乐点儿

人在社会上生存，要吃喝拉撒睡，基本的生存需求必须要得到满足；然后，人的有尊严的生活要求也要逐渐得到满足。但是，如果欲望太多、太大的话，人就会沦为欲望的奴隶而不能自拔！房子、车子、票子、位子与美色，这些东西一辈子都没有尽头。一旦自己想要的东西得不到了，就吃不下饭睡不着觉，欲望越多，就越会给自己增添无限的烦恼，欲望越多，虽然我们得到了一些东西，但是，我们自己内心懂得的，我们的痛苦也必然会越多。老天是公平的，不可能把什么美好、绚烂的东西全都给我们。给我们的越多，我们在身体、健康、情感、心灵、家庭甚至道德等方面的付出也必然会越多。渴求的东西越多，越想达致完美，往往就越加痛苦，不完美的人生才是真实的人生，许多时候，就是欲望简单点儿，生活才会快乐点儿，人为什么会觉得痛苦，觉得有那么多的压力，实际上更多的时候就是在拿金钱名利等各种欲望折磨自己，宁静淡泊方能致远；失去意味着一种得到，而得到也意味着某种失去，老天在给我们关闭一扇窗的同时，它还会再给我们打开另一扇窗，甚至是一扇门！虽然我们没有官职在身、没有什么金钱和权势，但是老天却让我们每天和家人都能够在一起，能在一起吃饭，能在一起说笑，能够尽享亲情与天伦之乐，没有什么如履薄冰、尔虞我诈、虚情假意，既能够吃得香甜，也能够睡得安然；虽然粗茶淡饭，虽然没有什么应酬，没有什么吃到大鱼大肉山珍海味的机会，可是也因此不会在自己的肚肠里塞入太多的好东西而把自己搞得大腹便便，甚至"三高"等多种慢性疾病缠身。即使我们的生活有些窘迫，吃了今天要想明天，但是我们身边的爱却往往会充实而又富足。我们所有的这一切，不正是有权、有钱人正羡慕不已的东西嘛。其实，什么是幸福和财富，它不全是钱，不全是权，不全是名与利，身心健康才是自己最大的幸福和财富。生活中不应只有苟且，还应有诗意、远方和健康以及自己从内心感受到的快乐与幸福。唐诗有云"闺中少妇不知愁，春日凝妆上翠楼。忽见陌头杨柳色，悔教夫婿觅封侯"，让丈夫追求功名去了，杨柳青青，大好春光，没有人来陪伴她欣赏无限美景，只能留下一片苍然和孤寂，人生的得与失，通过简练的诗句，表达得淋漓尽致。

每个人都身处"围城"之中，每个人的身边都有财富，只不过不一定非以金钱名利的形式而存在，浓浓的亲情、纯洁的友情、真挚的爱情、平淡真实而平安的生活、健康的身体、健全的家人、真挚的朋友、快乐的心灵以及内心充盈的幸福感，这些都是花钱都买不来的宝贵财富。是否会被别人的物质财富和虚华名利晃花了自己智慧的眼，就看我们是否有发现身边"财富"的心智！

老天是公平的，得失是相对的，生活的辩证法即是如此，得到了就往往意味着某种失去，失去了反过来也往往意味着某种得到。四大名著等许多伟大作品，基本上都是创作在作者不名一钱、穷困潦倒甚至连吃喝都成问题的时候，在作者孤独、悲惨与落寞的时候；顺风顺水，衣食无忧，声色犬马，整天想着怎么出头露脸，想着怎样获取到更多的金钱名利，能写出什么样的好东西来？只能是闭门造车的花拳绣腿、无病呻吟而已。得到了成功，透支了健康，疏远了亲情和友情；而拥有了健康以及亲情、友情，成功少一点儿也是值得的，也是公平的。不要想着什么都想兼得，绝大部分时候，"鱼"和"熊掌"只能二者取其一。

有时候，我经常会不由自主想到许多人费劲巴力地通过读书、经商、打工等手段挤到大城市来生活工作究竟是得还是失？虽然不可否认，城市的医疗教育科技信息等条件确实优越，但是，仔细回味起来，是真正得到了吗？我们究竟失去了什么？我们可能是得到了不一样的事业与人生发展机遇，但是也得到了高得离谱的房价、城市的拥挤与喧嚣、高浓度的 $PM_{2.5}$ 空气、受到污染的蔬菜和水，还有那时刻缠绕自己又摆脱不掉的生存压力、亲朋的远离以及周遭越来越冷漠的世态人心。

"我很忙"已经成了当代人的一句口头禅，大家都疲于奔命，忙到没有时间陪伴自己的亲人和朋友，忙到过度透支自己的健康，忙到用未来健康的本钱来支撑现在。可是，停下脚步，静下心来，反思自己走过的路，真的有哪些可圈可点值得回味的东西呢？古代的生活节奏比现在要慢得多得多，可是，古代先贤圣人创造出来的伟大思想现在又有多少被超越了呢？今人现在连解读、理解与贯彻实施这些伟大思想都还不够透彻呢。是不是真忙、忙得有没有价值，大家心里都有自己的一本账。

"忙"也许是人们心中惶恐的一种外在借口，在很大程度上折射出的是现今社会表象下的一种浮躁。"忙忙忙"，会让人行色匆匆，会让人迷茫失措，会让人失去应有的思考，会让人失去理智的判断和前行的正确方向。

要学会懂得适度放下，适时放下手头的工作，放下"我很忙"的各种借口，缓解"我很累"的现实，适当地放下心中所受到的物欲名利的束缚，"我不争，世莫能与我争"，只要心中真正地放下，即会获得内心的幸福。作为一个人，即使自己有些本事和能力，但千万不要觉得自己有多么重要，重要到别人都离不开自己，单位离不开自己，社会也离不开自己，或者是某个岗位非得我们来做不可；说实话，许多时候真的不要太拿自己当回事，地球离了谁都会转。可以设身处地地假设一下：如果我们离开了自己工作的那个岗位，天会不会塌下来？是不是工作就没法开展了？而事实上呢，有许多人还正求之不得我们的离开呢，还正眼巴巴地等着我们把岗位空出来呢。历史上一个个伟大的人物走了，他们可能都在离开之前思考了"我走了怎么办呀"之类的问题，实际上呢，世界还不是在继续发展，甚或发展得更好，日头第二天还是照常升起，唯一的不同就是他走了就再也不会回来了。即使有太多的东西，房子、票子、车子、位子与美色，到了要走的那一天，能带走什么呢，还不是一个人连自己的臭皮囊都带不走就孤独地离开这个世界；"亲戚或余悲，他人亦已歌"，除去至亲、挚友之人的深切思念之外，还能得到什么呢？这个世界上，一定要说什么离不开我们，最大的可能应该是我们的亲人，生命一旦逝去了，就永远也不会再回来了。拥有的房子再多，每天也不过就睡一张床；挣的钱再多，还不是要分给别人去花，自己能花的又有多少？

中国父母最大的累，就是为了孩子，自己勤俭节约少吃少喝，也得给孩子留着。尽管如此，往往还是换不来孩子的感恩和一句"辛苦了"的问候；许多时候，给孩子的越多，换回来对父母的抱怨与恨也越多，事与愿违。作为明智的父母，欧美的教育方式值得借鉴，我们不要想着给孩子留下许多，不要让孩子从小就知道享受父辈现成的东西，不要剥夺了孩子自己奋斗的权利和自我成长的快乐。

培养自己健康的兴趣爱好，多读书，读好书，欣赏音乐，寄情山水，释放压力，钱怎么也挣不完，事情怎么也办不完，工作怎么也做不完，但是生命却是有限的，拿有限的生命去拼无限的工作，永远也不会有尽头，这不是在教唆人不努力，只是我们都要懂得奋斗的适度，如果透支健康来换取所谓的成功，少点儿也罢，不要也罢。工作的目的还不是为了挣来打造美好生活的条件嘛，所以，学会与品味慢生活，发现生活中的快乐和美，享受当下生活中的点点滴滴。

放下心中的牵挂，放慢生活的步伐，放松疲惫的身心和紧绷的神经，从繁忙的工作中抽出些时间来，读读书，陪家人吃吃饭、聊聊天、逛逛街、散散步，或是邀上几个情趣相同的"狐朋狗友"，一起去爬爬山、打打球、泡泡澡、喝喝茶、捏捏脚、吹吹牛、唱唱歌，岂不都是快意人生的片刻享受！

像我们这些从农村山区走出来的孩子，小时候一年能到县城一次都是奢望，更别提长大了能在县城谋到一份体面的工作。谁承想，通过努力读书，知识改变了命运，今天能在京城工作和生活。一切恍如梦幻一般，能拥有今天的生活，还有什么不满足、不快乐的呢？还有什么舍弃不了、放心不下的呢？名利只是繁华的表象，匆忙只是心中茫然没有方向的借口，工作只是生活的组成部分而已，生命前行的道路上还有许许多多值得我们慢下脚步静下心来感悟与享受的美好。整天急匆匆地前行，为虚幻名利所累，被他人前进后退的形势所左右，浮躁充塞心中，就会失去深入的思考和理智的判断。走过纷繁的尘世间，我们最终还是主要活给自己看而非活给别人看的，没有几个人能够真正地关注到我们，我们也很难真正地走进其他人的心扉，现实就是这么残酷。做科研、写文章、搞艺术的都是如此，要有耐得住寂寞的精神，真正地深入到生活中去，体验生活，感悟生活，才能产生好的作品。要想写出深刻反映或揭示社会规律的文字，都是一种强烈的自我折磨与煎熬，或经济或灵魂或生命，舒舒服服的状态，是根本写不出惊天地泣鬼神的好文字的，即所谓"字字血、行行泪"。放慢脚步，一是因为我们得到的已经挺不错的了，知足而常乐，欲望越多，痛苦也越多；二是给自己疲惫的身心一个休憩的片刻，停下来给自己的身心充充电；三是要停下来留给自己学习思考的时间，虽然学习思考了不一定就会有结果，但是不学习不思考就肯定不会有结果。

我的朋友Z君，任职于某著名大学文学院，十多年来，专心苦读，博览古代先贤典籍，以至于成为中国国家图书馆的历年读书冠军。他不浮躁，能静心，懂得放慢脚步，远离虚华，只是喜欢静静地沉下心来，好好地读书，发现书中的快乐。我深信，正是因为有了这份心性与坚持，眼前虽然没有繁华围绕，但是Z君必在不远的将来终成大器，定会在中国文学的发展进程上留下属于他的一笔亮色。

十、两性生活宜适度

人的一生之中，离不开性，对异性的探求是人类一个恒久的话题，甚至有时成了影响历史关键转折点的重要因素，明末清初的"冲冠一怒为红颜"惹起了多少英雄名士的凭栏慨叹。

性是身体本能，繁衍后代，既不高尚也不低下。性既可以是一种文化，也可以是下里巴人茶余饭后的重要谈资。对于性，可谓是"仁者见仁，智者见智"，人类几千年来都没有掰扯清楚。无论怎样，愉悦的性生活对于成人的身心健康确是不可或缺的。

性生活要两情相悦才好，不要拘泥于传统形式，要善于多种手段的共用，不断探索双方都感兴趣、都能接受的性爱形式，以尽情享受大自然对两性身体赋予的快乐、激情与欢愉。

性爱一定要获得对方的许可，不可强制发生。特别是一些男人上床猴急，为性而性，只顾贪图自己的一时快感，而缺乏对女性的语言抚慰、身体抚摸与适当的性刺激，不能调动女性的情绪，缺乏对女性性生理特点的尊重，忽视情感的沟通，这种性生活方式往往会逐渐招致女性对性生活的反感、厌恶甚至恐惧。男人要慢慢学会通过语言、亲吻、爱抚等多种手段渐进调动女性身体和情感，则可以较容易地达成双方的性高潮，这样男人女人都能得到快乐。受生理因素的影响，男人达到性高潮快，途径简单，女性则较慢一些，女性性高潮不仅是身体的也需要情感的，相对复杂一点儿，男女双方在性生活中要了解这种差别并采取措施以主动适应这种差别。虽然说生活中男人更理性一些，但是在性爱中男人却是下半身动物，一泄之快即可满足；生活中女人更感性一些，但是在性爱中女人却是上半身动物，更钟情于贴心的问候、热情的赞美、温柔的情话，还有情意绵绵的拥抱与爱抚，这些都会让她性福满满，感受到身心的快乐与满足，这就是两性的客观差异以及老天所造就的平衡。做爱做爱，如果情非所爱，做了也不一定就能得到爱或是产生爱。即使不做爱，双方如果相互欣赏和爱护，也完全可以产生出丰厚的爱来。

愉悦的性生活固然美好，但是，却要保持在一定的限度之内，性生活适度是身心保养的首要任务。古代养生经就已指出："一岁之季，暮宿远内"，大意就是说一年之中，夫妻之间要适当地分开睡以保养双方的身体和精元。性生活应有度，适当而有激情的性生活有益身体，让人激情饱满，过犹不及则会伤害身心健康，纵欲会导致早衰或早死，历史上这样的例子多得很。日常生活中，夫妻双方应适当分床或分被睡以保养精元，男女双方的性生活都要保有间隔，不宜频繁发生，以双方能进行有效的情感沟通，过后身体舒适不倦怠、精神感觉到愉悦至为关键。只有感觉到身体与精神舒适感的性生活才是身体需要的恰当的性生活，这才是在享受老天对两性恩赐的快乐、激情与欢愉，并不在乎性生活时间的长短与次数的多寡，"不以时间论英雄"；不同的人有不同的需求，即使一月一次也不能算少，关键在于恰当的才是身体最需要的，否则就是过犹不及，就是在透支精元，伤害身心。性生活过度会造成精神疲惫、听力下降、抵抗力衰弱甚至牙病与肺部等疾病。现在广播电视与网络上各种滋阴壮阳和延时助长的广告铺天盖地，大肆宣扬人人都肾亏，要通过服用这样的或是那样的补品来增加做爱的次数和延长做爱的时间，一些人也持有这样的观念，为做爱而做爱，盲目地透支自己的精元。会保养身心的智者，不应陷入广告的诱导或观念的片面而损伤自己的身心健康。

在身体虚弱、有病的时候，应适期戒断性生活以养身体的元气。观念中要减少性的娱乐色彩，当然，媒体总是在过分宣传，怎一个"露"字了得！不贪念，不放纵，不执着，不信铺天盖地的各种滋阴壮阳广告，不轻易依赖药物，顺其自然。

性是成人生活必需的，但绝不是生活中的唯一目的。人到中年之后，随着年纪的增长，随着夫妻双方的彼此熟悉以及激情的消散，随着身体的衰老以及生活、工作压力的增加，双方对性的要求都会自然而然地降低，而这时候最重要的应是双方情感与精神上的交流与沟通，夫妻之间的关系已经由当初热烈的爱情转化成了至柔难舍的亲情，夫妻双方都要适应这种变化，主动调整自己的心态，有意识地应对，不要因为肉体性需求的自然减少而无端地给自己、给对方、给生活平添出不必要的压力来。身体感官层面的性爱只是一种"小爱"，超越感官性爱的爱那才是一种"大爱"，当双方都能沐浴在这种"大爱"之中时，那种情感与精神层面的愉悦和欢慰是简单性爱所完全不能比拟的。随着人到中年以后，两性其实都更越来越倾向于得到情感与精神上的关爱；如果这种关爱到位，即使只是充满温情的拥抱、抚摸以及言语的宽慰，生活的幸福感也会油然而生，幸福便会笼罩着得到这种感觉的男人和女人。

随着身体的衰老，人的性能力也会出现明显的减退，所以，可以经常利用早晚睡觉的时间进行自我的阴部按摩，经常练习紧缩阴部的提肛运动，也可以吃一些如黑芝麻、黑豆、黑米、枸杞等养性食物，从而保持身体的性爱能力。

平常要注意保持阴部的清洁，每天尽量在睡前用清水而不是洗液清洗阴部。俗话说"饭前便后要洗手"，其实这个好习惯还可以进一步完善，就是在大小便之前更要洗手，手不断地摸这个做那个，然后大小便时手会接触阴部，这种情况下手的不卫生状况更应引起足够的重视，有时甚至会引起阴部的不适或是感染，所以，可以有意识地逐渐养成便前洗手的良好习惯。

在养生中，需要适度节制吃喝名利等各种欲望，它虽然需要个人一定的毅力和智慧，还多少能够做到，而其实最大的困难与挑战却是适当地"去情欲"，因为性是人作为生物的本能，是生物繁衍后代的最根本的力量，在基因中牢牢地占据着它固有的重要位置。无论男女，无论贩夫走卒还是达官贵人，也无论是目不识丁的布衣还是满腹经纶的才子，每个人身体里面都有这个"潜伏和冲动的魔鬼"，特别是暗夜里会在体内蠢蠢欲动，反复折磨和挑战着人的身体与意志力。《西游记》中唐僧面对美女笙歌全无动念的"身居锦绣心无爱，足步琼瑶意不迷"的坐怀不乱的境界那是真真不容易做到的，这种对情欲的"免疫"是需要极大的定力与不凡的修为的。即使修心参禅，如果不能跨越情欲这一最后的难关，怕是也不能实现最后完全地超脱。《东坡养生集·调摄》中就举了苏武不畏生死却与胡妇生子的例子，不难窥见一斑：

> 昨日太守杨君采、通判张君规邀余出游安国寺，坐中论服气养生之事。余云："皆不足道，难在去欲。"张云："苏子卿（作者注：指苏武）啮雪吞毡，蹈背出血，无一语少屈，可谓了生死之际矣。然不免与胡妇生子，穷居海上（作者注：指偏远的北海），而况洞房绮縠之下乎？乃知此事不易消除。"众客皆大笑。余爱其语有理，故为记之。

适当寡欲，才能保养身心。《寿世青编》指出："人之大可畏者，衽席之间（作者注：指床第之欢），不知戒者故也。养生之要，首先寡欲。嗟乎！元气有限，情欲无穷。"情欲之事，最应引起人们的敬畏，人身体的元气是有限的，而情欲则是无穷的，以有限对无穷，不是早衰就或早死，如此而已。

现在许多人都自认为或被认为或被广告所忽悠，认为自己肾虚，以致或主动或被动地服用各类补肾药，其实最好的补肾药是什么？就是分床睡以减少性爱，"独卧"是最好的"补肾"药。《千金翼方·养性》中说，"上士别床，中士异被；服药百裹，不如独卧。"《养生三要·卫生精义》中也指出，"独宿之妙，不但老年，少壮时亦当如此。日间纷扰，心神散乱，全在夜间鼾睡，以复元气。若日内心猿意马，奔走驰驱，及至醉饱，又复恣情纵欲，不自爱惜，如泥水一碗，何时得清！"可见，节制欲望，适当寡欲，就是在保存和增加生命的生机。这既需要自我的克制力，也更需要自己的生命智慧。给一个男人八个美女，天天耳鬓厮磨，夜夜缠绵，不时地吃点儿助性的药物，数年不死才怪呢，历史上此类的人物多了去了。

事物都是两面的，在适当的性爱之后，是会有美好的感觉，身心会觉得舒爽。但是，事毕之后，也会常常凭空生出一股无以言状的虚无感，而且随着年龄的增长，这种感觉会不断地增强。"裙衩风光岂有穷，一快之后总成空。何如适度留余地，恰好距离乐在中。"什么东西才最美呢？得而不得的东西才是最美的。适度的距离，才能欣赏到彼此之间最美的况味。

十一、平稳驾驶婚姻的航船

（一）在漫长的婚姻生活中学会宽容和凑合

一个人可以不做官、不经商、不读硕士博士，可以不干这个不做那个，但是几乎所有的人，都会面临一个共同的选题，那就是婚姻。从二三十岁结婚开始，通过婚姻这种形式，会有另外一个人陪伴着自己走过大部分的人生时光，无论婚姻是美满的、平淡的、幸福的还是忧伤的、哀怨的、痛苦的，不管婚姻带给人的感觉如何，几乎每个人都不能回避婚姻，都要站在这个航船上直到穷尽此生。

生命由自己把握

相对单身生活来说，婚姻生活是漫长的，漫长的人生道路上如何平稳地驾驶好婚姻这艘航船，是需要耐心、需要付出、需要宽容也需要智慧的。对于婚姻来说，万事有缘那就随缘，缘来了就尽心去爱、去努力珍惜，缘尽了也要能随遇而安，当初拿得起爱，缘尽了也能放得下爱，心中不要有恨。在这个世界上，不管我们是谁，不管是贫穷的还是富有的，高贵的还是低贱的，总会有欣赏、珍惜我们的人存在，只不过是在人生的道路上还没有遇到，行走的路上还没有彼此深情地对望罢了。所以，如果婚姻是美满的、幸福的，那就彼此努力去享受和珍惜这份难得的缘分；如果婚姻失败了，也没有必要灰心丧气，更不要绝望，甚至产生出些消极避世的想法来，完全没有必要作践自己，原先的那个人注定不是"我们的菜"，要好好地生活，要生活得更好，静静地等待有缘人的出现；即使离婚，也绝不是就意味着人生的失败，当实在不能在生活上、心理上乃至生理上再接受另一个人的时候，挥挥手洒脱地离开，那是一个彻底的解脱和全新的开始。否则，即使保全了婚姻的形式，但是许多时候却往往失去了自己；而即使失去了婚姻，若找到了自己，也未尝不是人生之幸事。

俗话说得好："相爱容易相处难"。男女两人坠入爱河容易，短暂地如胶似漆不难，但是激情过后平淡生活中的相处确是人生中一道难解的题，对于漫长的婚姻来说，最大的问题也就在于激情过后所面临的平淡，激情过后，彼此的缺点和不足在不断地呈现，两个人会慢慢地熟悉，一些夫妻还进而会发展到慢慢地陌生，慢慢地疏远，甚或到互相冷漠、厌恶和折磨的程度。两个人来自不同背景，不同的兴趣与爱好，不同的人生理念与奋斗追求，不同的对于钱权名利与身边事物的看法和态度，都会左右两个人的相处之道。当真正面对柴米油盐酱醋茶的每一天的平淡生活时，即使两个人"门当户对"，也会或多或少地会产生出一些婚姻的问题来。随着岁月的推移，许多夫妻甚至在某一天会突然产生彼此有些陌生的感觉来，对那个长久在自己身边生活的人，自己好像并不真正地了解，也并不真正地熟悉，"最熟悉的陌生人"也许是这种状况最恰当不过的描述。

宽容是能平稳驾驶婚姻航船的风帆。宽容另一半的缺点和生活中的不足，积极发现另一半的长处以及生活中的亮色，以宽容的积极心态度过漫长的婚姻时光，不要试图以自己的好恶去改造对方，爱情并不是生命中唯一的东西；两个不完美的人结合，为什么就必须要产生完美的婚姻呢，不要奢求完满无瑕的婚姻，少是夫妻老是伴，婚姻会由炙热的爱情逐渐转化为平淡的亲情，当随着彼此之间新鲜感的逐渐消退，双方都应主动适应这种变化，调整心理预期，克服"七年之痒"，宽容着、凑合着幸福地过。俗话说得好："千配万配不如原配"，除非发展到水火不容的地步，性格实在是不合，意见实在是难以统一，矛盾实在是不可调和，否则"离婚"二字千万不要轻率地说出，否则带给彼此心灵的伤害以及离婚后带给孩子的伤害，那是永远也无法弥补和挽回的。即使离婚了，又能保证后面遇到的另一半会对自己好吗？谁能保证明天的故事不会是今天的重演？人生的时光说短也很短，如白驹过隙，生命的脆弱及其逝去之快有时令人料想不到，实在是经不起太多的折腾，人生中除去爱情和婚姻之外，还有许多值得去探究和努力的东西。

生活中往往就是这样，许多时候因为爱而甘愿包揽家务甚至家里的一切，含在嘴里怕另一半化了，放在肩上怕另一半掉了，每天晚上哪怕饭菜凉了也要执着地等另一半回来一起吃饭，经常风雨无阻地去接另一半，但是，这样往往却换不来对方的感动。即使刚开始还令对方有所感动，但是时间一长，当一切变得习以为常的时候，对方会认为这一切都是理所当然的，这种时候往往还会反而失去爱人的心。人就是这样，有时候有点儿"贱"，对另一半好吧，另一半不珍惜，挑这挑那的；不怎么理另一半、要离开另一半吧，另一半又说我们不关心、不爱护他（她）了。

适当拉开与爱人之间的距离，刻意制造一点儿距离的美，有意识地把家庭的责任让另一半也一起来分担，分分工，每周让另一半为自己和孩子做上几顿饭，打扫几次家，组织带全家外出爬爬山，让另一半从内心感受到其存在对于家庭的价值，让另一半知道我们在其身边的幸福犹如手中的细沙一样，如果不捧紧的话就会不经意地在指尖流逝。如果我们的另一半不能够感受到我们对其全身心爱护的那份幸福，那么，就如养孩子一样，溺爱会毁了孩子，我们对另一半的溺爱迟早也会毁了婚姻。相反，如果平时生活中基于为了工作、生活的理由而对另一半关心、爱护和体贴不够，甚至在很大程度上忽视了另一半的存在的话，那么，就要有意识地拉近和另一半之间的距离，刻意制造一些浪漫，有爱大声说出来，让另一半知道其存在的价值和意义，家的幸福离不开另一半的存在。千万不要等到有一天幸福失去了、无法挽回了，我们才体会到失去的那个人才是我们最在意的幸福，只是一直没有发现，没有好好地加以珍惜幸福这个东西，失去了，就难以再回来了。平淡的婚姻中，适当的距离有时会保留彼此之间的美好印象，实实在在地挽救危险的婚姻。"小别胜新婚"，别老是黏在一起，长久下去肯定会彼此厌烦的，再好吃的东西天天吃也就不称其为美味了，短时期地去外地读个书或是出出差，都能增加双方的新鲜感和吸引力，让另一半觉得好想这个家，需要这个家，离不开这个家，这样无疑会给平淡的日常生活增加丝丝的亮色和情趣。

当然，当婚姻中的一方给另一方足够的空间和自由时，当拉开的距离有点儿大了的时候，千万不要认为对方是不理自己了、不再关爱自己了，恰恰要从心底体会与感受到对方心底的爱，如果不是对自己的大爱至深，对方又怎能做出这种放手和宽容！

（二）把另一半当"朋友"

"爱人是自己找的朋友"，这样的话我们会发现婚姻的航船驾驶起来会更加得心应手。以感恩的心，在享受爱人对自己珍惜与爱的同时，感恩爱人对自己所做的一切。人无完人，爱人对我们在工作、生活等方面的照顾与关爱即使无微不至，也不可能做到百分之百，假如能达到七成的话，作为另一半要从心底感恩那七成照顾与关爱，而不应该对那没有做到的三成生出怨恨来，能遇到照顾自己、爱护自己有七成并且那三成也愿意不懈努力做到的另一半，那是我们人生天大的福分！生活中明智的人，会努力珍惜另一半那七成做到的，而忽略掉那三成未做到的。

把爱人当成是自己的朋友，努力对另一半进行回报，虽然对方不一定要求自己的回报，但是回不回报却是我们的态度问题。主动分担家庭的快乐与忧愁，分担家庭点点滴滴的烦琐事务，从平淡中感受出丝丝的幸福。朋友之间都是无所期求的，我们不会对朋友要求什么，不会试图去把朋友改造成自己喜欢的样子，朋友能对我们哪怕是有一丁点儿的关心，我们也会感激不尽，为什么成了爱人就非得要另一半为我们付出全部呢？把爱人当朋友，相敬如宾，就会突然间感觉到爱人的付出和伟大，感受到婚姻生活的轻松和快乐。

生活中有一些人，能常常为电视里编出来的不靠谱的肥皂剧而感动得鼻涕眼泪涟涟，但是却对一个默默守候着、呵护着自己甚至愿意为自己献出生命的另一半冷漠得不行。时下网络上有一句话很有启示："最远的不是距离，而是我在你身边，你却在玩手机。"现实生活中这样的例子比比皆是，明明跟自己的亲人、朋友在一起，可是，偏偏就有人总是沉浸在方寸的手机、电脑之中，忙个不停，好像与亲朋之间没什么话好说，殊不知这样做早晚会冷了别人的心。既然跟我们在一起他觉得那么没趣，那么又何必再跟他在一起呢！当由于我们的冷漠把另一个人的心伤到痛苦的程度，那么，幸福就会远离我们而去了。

回到家，不要像到宾馆那样，等待爱人像服务员一样为自己做这做那，像对待"上帝"一样地服侍自己，快点儿放下自己的包，放下手中的手机和ipad，离开电脑和电视，放下手头的工作和"很忙"的借口，与另一半共同打扫一下卫生，做几个可口的充满爱意的小菜，一起带孩子出去散散步，随意说一点儿家长里短的话题，哪怕很八卦呢。恩爱甜蜜的生活是需要付出智慧和劳动的。其实，无论是结婚还是离婚，需要的更多的是一种领悟，这种领悟基本无关乎知识、学历、身份、地位以及阶层，因人而异，它不能通过知识的方式传承开来，也没有固定的模式可以借鉴，一千个家庭有一千个家庭的幸福与不幸福之处，它需要自己切身的体验与感悟。我们看别人总是觉得别人很幸福，看自己总是觉得自己很痛苦，为什么，因为我们没有别人身在围城之中的切身体验，因此也就没有相应的领悟。想想，婚姻其实就是一道菜，这道菜倾注了做菜者满满的热情，可是当这道菜被端上来时，吃菜的另一半却未必喜欢。这时候出现几种情况：第一种，做菜的人认为自己倾注了这么多热情，你竟然不喜欢，太伤心了，会因此生恨或是抱怨；第二种，做菜的人要自己能够明白，自己喜欢的，未必就是别人喜欢的，那就自己主动调整口味，做出对方喜欢的菜；第三种，是吃菜的人，觉得还是可以吃点儿吧，装作很喜欢的样子，做菜的人也就因此欢喜；第四种，则是双方干起来，一个说我的菜好，一个说你的菜不好，互相怨恨对方，甚至互相折磨。其实，如果能给到对方需要的和适合的，才是最好的。

（三）让猜疑见鬼去吧

要减少婚姻生活的互相猜疑，在明确底线的基础上（许多时候可以在开玩笑的时候说，半真半假的方式最好），"该管的事情要管，不该管的事情千万不要管"，给对方以充分的信任和必要的自由，不要私自去翻看对方的手机、微信、短信、邮件、电脑、钱包、手提包等私人物件，不要试图整日地监视着对方的行踪，也不要总想黏着对方，给对方保留一定的私人空间，对于一些非原则性的小是小非要学会"难得糊涂"，这样反而会化解我们生活中一些烦恼，"距离产生美"，适当保持夫妻之间的距离，培养自己的兴趣爱好，不断增强自身修养与能力、水平，以保持彼此的吸引力，这样反而会使得婚姻生活更加幸福与圆满。即使是出于爱的目的和初衷，像探究对方隐私、监视对方行踪等此类行为，也会迟早引起另一半的反感，功效适得其反。爱一个人，不是你拼命地对他好，他就必须对你好，没那么天经地义的事；也不是在爱的名义下用条条框框去束缚他，要时时刻刻掌握他的一言一行一举一动，掌控他手机或手提包里的一切。计较得越多，爱往往死得越快。爱一个人的最好方式，就是学会放手，就是要努力地经营好自己，爱好自己，给对方一个优质的值得爱的人。努力经营好自己的身体，健康相伴，身材适中，穿着得体，举止优雅，宽容大度，不断提高自己的学识与谈吐水平，具有自己养活自己的经济能力，有着不断进步的职业素养与能力，并有一双善于发现生活之中真善美的眼睛，知道感恩，善于欣赏，等等。若腰如磨盘，贪吃爱喝，穿着无状，言语尖酸，待人刻薄，争抢话头，喜出风头，爱听小道，搬弄是非，自以为是，斤斤计较，唯利是图，举止轻浮，还要依附于别人来养活，并有一双善于发现生活之中假恶丑的眼睛，爱数落人，这样的人，怎么能吸引住别人，别人想离开这种面目可憎的人还来不及呢！还是那句话：花若盛开，风自会来。做好自己，学会生活。有爱或无爱，都安然对待。缘分到了，便去伸手抓住，缘分未到或是尽了，就让自己活得精彩。有了缘分，生活可以精彩；生活精彩了，也会吸引到好的缘分。爱一个人的最好的方式，就是首先爱好自己！

在现代社会，婚姻中的男人和女人都可能要面对工作与生活中的诸多压力，可能时不时要出去应酬，包括与异性的交往，或主动或不由自主，"人在江湖身不由己"，这种时候尽量不要猜疑，不要胡思乱想。世界由男人和女人组成，男人和女人相处就不可避免，男人和女人也可以成为朋友，彼此之间也可以存在情谊，并非男女在一起就

生命由自己把握

会发生与性有关的事情，生活并不全是那样，鲁迅先生说过："一见短袖子，立刻想到白臂膊，立刻想到全裸体，立刻想到生殖器，立刻想到性交，立刻想到杂交，立刻想到私生子"，这种劣根性可以主动逐渐切除，不要把自己看得太低下，也不要因为自己的低下而把别人也想得那么低下。要给予另一半必要的信任，不要再给对方平白地增添压力，只要另一半的心中有孩子、有对家的责任，只要另一半每天晚上还想到必须要回家，只要我们在他的心中还是一尊"佛"，这就够了！婚姻中就是这样，主动地"放手"往往比被动地"防守"更主动，也更有力量。

两个真正相爱的人在一起，应珍惜数世修来的缘分和曾经经过锤炼的情感，在平凡而真实的普通日子里不要过于在意对方学历、收入、地位等世俗的东西，不要被物欲名利蒙蔽了真爱的眼睛。如果实在是矛盾不可调和了，也不要无谓地争吵和冷战，因为最终受伤的还是夫妻双方自己，伤害的是孩子，最好平静地坐下来，以朋友的身份，抛开夫妻的关系，好好地谈一谈，彼此交流心中的苦闷与压力，把要说的话说出来，并且在生活方式、行为方式、生活习惯等方面为对方做出力所能及的修改与调整，这样才能逐渐修炼出圆满的婚姻来。任何圆满的婚姻和身心健康一样，缘分虽然天注定，但是结果也不完全是老天注定的，还有事在人为的成分，要不断地"修炼"才能达成正果。

曾经读到远方朋友写的一段感人文字，以此为人所期求的美好婚姻共勉：

> 我想要的生活，就是能够和爱人走遍天涯海角，即使再苦再累我也要这样的生活。工作从来不是目的，只有生活本身才是存在的理由。我只是想背着包静静地走进丛林，走进荒野，走进人群。虽然人群中的你我，普通到难以分辨，但我的手，始终在你的手心里；你的眼光，始终在我这里。人在大自然里永远是卑微

的，但只有在你的爱情里，我是唯一的。虽然人生永远不可能完美，但梦想可以做到完美。

十二、以随缘的心享受每一天

有古诗云："明日复明日，明日何其多"，人总是习惯于把许多事情推到明天再去办，殊不知，"子欲养而亲不待"，今天不抓紧，明天就已悄然蹉跎了。人生本无常，各种灾害与意外不断。2016 年 8 月，一位朋友的夫人就在短短的十分钟之内因突发心肌梗死而离开了人世，生命定格在她 52 岁的年华，生命有时就是这样的脆弱，不管生前是如何的荣耀。假如生命中只剩下最后一天，我们想要去做哪些事情呢？会感恩父母和朋友，会感谢自然，会加紧呼吸新鲜的空气，会停下脚步来看看升起的朝阳和落日的美丽，会好好欣赏周围绝美的风景，会放下恩仇名利的束缚，会想与家人、好友好好地在一起。

虽然每天生活中有压力，但是要学会放轻松，要善于发现生活的亮点，找到它的光明面，发现自己身边的财富；把每一天都当成特别的日子，享受每一天的生活，享受自然的风雨、日出日落以及湖泊、山川的美景，享受与亲人、好友的相处，享受从工作中获取的快乐。

珍惜身边的一切，眼前的一切，及时感谢、关爱所有帮助过自己的人，父母、爱人、兄弟姐妹、老师、朋友，不要等失去了才发觉最珍贵的东西自己曾经没有好好地珍惜，空余惆怅。我们最珍贵的东西，往往就是我们身边最习以为常、最视而不见的东西。

2005 年父亲因肺癌去世，在老人家被黄土掩埋的那一刻，我感觉自己才真正地长大了，死亡让我真正感受到这个世界上最爱我的那个人已然远去了，再也不会回来。父亲用他的离去告诉了我这样一个简单的道理：周围熟视无睹、自己习以为常的东西，回过头来一看，恰恰是自己最应该珍惜的东西！我深切地感受到：面对爱我的人，我爱的人，我身边美好的一切，我要及时好好地去爱，深深地去爱，尽可能地去努力体验和感受当下每一天生活中的快乐和美好，千万不能等到失去了才觉得惋惜和遗憾。

过去未来、前世来世，皆为虚妄，不可捉摸，当下才是一切一切的真实存在！纵使修佛参禅，也不应是仅仅只为了保佑自己升官发财或是富贵平安，而是通过生命的各种实践过程，开悟自己的内心，发现自己内心蕴藏的自在安宁，不被外在的虚华所迷离或欺骗，成为自己的主人，逐渐消除在自己心中存在的偏爱、憎恶、贪婪、仇恨、嫉妒、虚荣、自卑、自大与骄傲，不是在死后能去往西方净土，而是生时就能活出当下的天堂！

活在当下，万事尽心随缘。当我们遇到自己的另一半，恍惚中觉得这个人仿佛前世熟悉，认定这个人时，勇敢地说出"我爱你"，好好地投入爱一次，不要让缘分因为羞涩和胆怯而流逝；当两个人因为不可调和的矛盾走到尽头了，那就痛痛快快地放手。爱来了能拿得起爱，爱走了也能放得下爱，但是心中却没有恨，分手时真心地祝福另一半找到属于自己的幸福！当一个工作岗位发出招聘通知了，那我们就认认真真地准备，充分展现自己的才华，把答辩幻灯片做到美观简洁而又内容丰富并练到烂熟，至于最终这个岗位是不是自己的，那就要看评委的了，人的成功不只是需要才能的，还需要机遇以及是否有赏识自己的伯乐，我们只需要努力做好自己所有能做到的，首先使自己成为一匹千里马，答辩结束了，事情在自己脑海中就抹去了，不要再去想它，过去就过去了，不要因为它而给自己现在的生活带来什么阴影，积蓄力量，做好眼下的事情，向自己的下一个目标快乐地前进。做好自己的人生计划，从容前行，耐得住寂寞，守得住安宁，不要被纷繁世界的表面繁华所袭扰，也不被其他人的前进后退与成功失败等晃乱了自己的眼睛和心智，只要这样，总有一天会有所收获！

尽力去做好人生中遇到的每一件事，以善心与善念，只问付出，不计回报，快乐地享受每一次做事的过程，那都是与自己的缘分。尽心随缘，将带给自己淡泊宁静的智慧以及发自心底的快乐。现实生活的辩证法就是如此，我们越是想急于得到，就越是得不到；但是我们尽心去做了，认真地付出了，越不想得到什么，最后却会被生活给予得更多！

第五节　活出身心健康的生命

在现代社会，受到快节奏生活、生存成本居高不下、医疗费用高、生活模式单调、情感纠葛以及精神压力大等因素的影响，各色人等都感觉到生存不易。自杀已经成为社会的"毒瘤"，人数居高不下。2007年北京心理危机研究与干预中心发布的《我国自杀状况及其对策》报告显示，我国每年约有28.7万人死于自杀。这一数字绝不亚于一场传统超大型战争的死亡人数。

除去自杀外，由于工作连轴转、饮食无规律、身心疲惫、过于劳累、对健康的漠视以及社会对"带病工作"的片面赞许，剥夺了许多英才的生命，英年早逝也成了一个沉重的社会话题，给社会与无数家庭留下了无尽的惋惜和遗憾。据估计，我国每年因心脏性猝死的人数达到了54.4万人，位列全球第一。（王国安，2009）现在连我的小孩都总结出了这样的一条规律：一旦电视上宣传向某人奉献精神学习时，这个人大部分情况下都是因为过度劳累工作而"game over"了。《中国人健康大数据》显示：我国每年因过劳死亡的人数多达60万人，以年轻白领为主。人生乐趣难道就是工作、工作、不停地工作吗？生活不快乐、家庭不幸福、身体不健康的过劳那么有必要吗？我们只是单位的一根草（甚至草都不算），却是家庭的整片天。带病工作导致的重大疾病或英年早逝，留下的只能是亲友无尽的伤痛和永远的遗憾。美好的生命逝去了，生前事业做得好又若何？收入挣得多又若何？健康地存在着，才是一切道理之中最硬的道理。首先能健康地存在着，才是生命之中一切美好的基础和开始。

带病坚持工作，一是确实工作需要加班加点的投入，时间上不可再等，是急需解决的重大难题；二是可能由于某些突发性的疾病（这些突发疾病也不是没来由地发病的，也应与患者长期的身心健康有关）；三是对身心健康的漠视甚至无知，很大程度上是不是被自己"害死了"值得每个人反思！带病坚持工作是值得大力表扬还是该狠狠批评？是逝者对社会的奉献还是对自己、对工作、对家庭与对社会的不负责任？回头看来，仔细思量，身体健康虽然是自己的，但是它也是对自己、对家庭和对社会负责任的一种表现，打造出身心的健康实际上是一种智慧的行为，只有拥有健康的身心才能为家为国为地球母亲做出更大、更长远的贡献。

粗茶淡饭最宜人。孙中山先生曾经指出："中国常人所饮者为清茶，所食者为淡饭，而加以菜蔬豆腐，此等之食料，为今日卫生家研考得为最有益于养生者也。故中国穷乡僻壤之人，饮食不及酒肉者，常多长寿。"世界上有许多长寿的村子，例如俄国高加索地区、广西巴马、新疆和田、湖北钟祥、广东金林水乡、广东怀集等地。这些地方村民长寿的经验概括起来主要因素大致如下：山清水秀，环境洁净，追求简单，心情轻松，有精神信仰，热爱自然，坚持劳作，吃没有污染的新鲜蔬果，怀有对食物与自然的感恩，邻里和睦，心地善良有爱。

由此看来，平时善加爱护自己，静心少欲，懂得放下物欲名利，学会放慢脚步，知道珍惜身边的人和事，活在当下，享受每一天的生活，哪怕生活艰难一点儿，当对大自然索取得越少的时候，大自然给予的回报往往会越多。

自己是自己最好的医生，但是要达到这一点，需要我们成为兼具智慧患者和有道德医生的双重角色，在没有自我的学习、思考以及亲身的实践体验前，先不要轻率地进行"是与非"的判断，不要迷信书本，不要盲目地把自己的脑袋交给别人来指挥，不要偏执地一概认为"医药效果强于食物"，迷信药物的神奇作用，偏执地认为"不吃肉就不健康、就浑身没劲"，片面地否认饮食结构与生活方式的调整对于疾病特别是慢性疾病调理与治疗的积极作用。

　　"纸上得来终觉浅，绝知此事要躬行"，身体的健康和快乐的心灵是保养出来的，不完全是天生的，需要自己去学习、思考，更重要的是要去勇于实践和体验；再者，身心健康是自己的，别人不会给我们，别人也给不了我们，只能靠自己去探索和实践自己的身心健康之道。

　　如果我们受到了肥胖、高血压、便秘、高脂血、脂肪肝、抑郁、皮肤过敏、痛风等慢性身心疾患的长期折磨，那么，给自己一个机会，挑战一下自我，至少吃素也吃不坏人，试着从饮食结构和生活方式两方面入手进行积极的调整与改变，减少甚至不吃肉蛋奶，吃新鲜的时令蔬果和糙米等五谷杂粮，放松心情，过上三五个月的时间后再来评价它的效果，我们会发现，原来仅仅通过一些小小的改变，自己的身心世界就会有惊人的不同：逐渐可以减少甚至停吃一些长期依赖的治疗富贵病的药了，身体各项指标先后逐渐恢复正常了；医疗支出减少了，更重要的是少为去医院费力排队挂号看病这档子事烦心了；神奇的是身体逐渐不再臃肿，女士们不用再担心腰围会比胸围大，男士们啤酒肚也逐渐没有了，站直了也可以看见自己的脚尖了。身体变得轻盈了，神清气爽，可以健步如飞也不气喘吁吁了，身体发出的力量逐渐变得坚实了；心灵也变得柔软善良了，对自然界中的花鸟鱼虫自己会感觉到前所未有的亲切；与家人、亲朋好友的关系也会相处得更融洽了……我们还会发现，只是通过简单的饮食改变，我们不仅变得健康了，我们还能为减少自然资源消耗和保护地球生态环境做出可观的贡献。我们会越来越发现，身心回归的快乐以及心中充满的爱、

生命由自己把握

满足感以及分享的快乐简直就是用语言所不能完全描绘的……

身心健康是自己最大的财富，要积累好这个财富，需要自己积极主动的关心、努力和不断地付出。尝试一下，给自己一个机会，让自己收获一份惊喜！

生命中的健康、快乐与幸福，真的是可以由自己把握的。

第三章　生命怎样才能由自己把握

第一节　素食为主怎么吃

一、吃素食既营养更健康

相关研究与实践表明，总体而言，素食者高血压、糖尿病、肥胖症、结肠症、骨质疏松以及肿瘤、癌症等疾病的发病水平较肉食者低，身体钙损失水平也相对较低，平均寿命一般会长到 6～10 岁不等。（坎贝尔，2006、2015；姜淑惠，2009；甲田光雄，2009；彼得·博尔西，2009；天龙，2011；约翰·罗宾斯，2011）著名科学家爱因斯坦曾经说过："没有什么能够比素食更能改善人的健康和增加人在地球上的生存机会了。"

许多人可能会有这样的误解或是偏见，认为素食缺乏营养，吃素食会造成身体蛋白质的摄入不足，而实际上蔬果并不缺乏营养，高蛋白食物的来源不只是肉。图 3-1 比较了一些常见食物的蛋白质含量，可以看出：黑豆、黄豆、绿豆、蚕豆、芝麻、香菇等素食的蛋白质含量比起牛肉、羊肉、狗肉、鱼、虾等肉食来说，其蛋白质含量均相对较高，并非如一般人所想的那样只能通过吃肉才能获取到充足的蛋白质；按照各 100 克食物总量进行对比，常见食材——黄豆的蛋白质含量比牛肉多 15.1 克、比羊肉多 16 克、比带鱼多 17.3 克、比鸡肉多 15.7 克。（杨月欣等，2011；郭玉红等，2011）研究与实践表明，越营养，越危险，动物蛋白过多摄入会促进肥胖、高血压、高脂血、心脑血管、骨质疏松以及肿瘤、癌症等疾病的发生，还会导致早逝，而

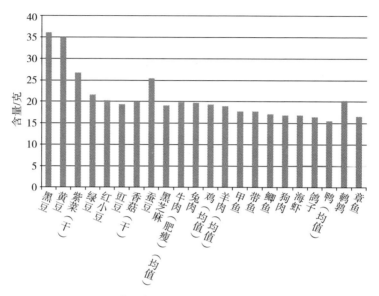

图 3-1　常见高蛋白食物（每 100 克食物含量）

植物蛋白的作用恰恰相反。（坎贝尔，2006、2015）现实生活中，许多人们常常担心自己或小孩蛋白质摄入不足，许多医生和广告也不停地告诉人们要加强动物蛋白的摄入，增强营养，而实际上在当前过食、饱食与营养过剩的生活条件下，人们蛋白质的摄入基本上都是过量了的，要担心的不应是蛋白质的摄入不足，而恰恰是摄入的蛋白质已经过剩了。

高脂肪食物的来源有荤有素。在常见高脂肪食物中（见图 3-2），按照 100 克食物对比，猪肉（肥）脂肪含量最高，达到了 90.8 克，猪油则达到了 90 克，猪肉（肥瘦）（均值）也达到了 37 克；在植物性食物中，松子仁、核桃肉、葵花子、榛子、花生米、芝麻的脂肪含量较高，松子仁达到了 63.5 克，花生米也达到了 39.2 克。人们常食的黄豆脂肪含量则为 18.4 克，较猪肉（肥）的脂肪含量低了 72.4 克，较猪肉（肥瘦）（均值）也低了 18.6 克。当然，除去坚果与芝麻之外，对于绝大部分日常蔬果与五谷杂粮而言，脂肪含量都非常之低，在

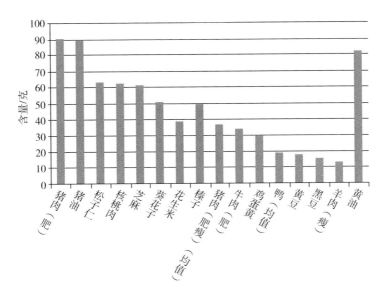

图 3-2　常见高脂肪食物（每 100 克食物含量）

每 100 克食物之中，白菜脂肪含量为 0.1 克，菠菜为 0.3 克，韭菜为 0.4 克，芹菜为 0.1 克，黄瓜为 0.2 克，南瓜为 0.1 克，豆芽菜为 1.6 克，苹果为 0.2 克，香蕉为 0.2 克，大米为 0.8 克，糙米为 0.6 克，小米为 3.1 克。即对于日常各种蔬菜而言，脂肪含量仅在 0.2%～1% 左右。

高胆固醇食物来自肉食。在常见高胆固醇食物中（见图 3-3），都是动物性食物。即使牛肉等食材的胆固醇含量不算高，但是各种肉禽与鸡蛋几乎每天都会食用，从而很容易造成人体对胆固醇的过量摄入。对于日常蔬果与五谷杂粮来说，都不含胆固醇。

概而言之，多吃植物性食物，一是它还同时含有膳食纤维、维生素 C（肉类基本不含维生素 C，仅牛猪等少部分动物内脏含有维生素 C）以及相对丰富的维生素 A 与部分矿物质（见表 3-1）。二是大部分植物性食物的脂肪含量低且不含胆固醇。三是植物因处于生物链底层而受到的污染程度相对较轻。总体而言，长期素食者体内的农药残留

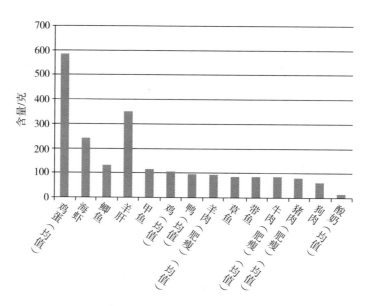

图 3-3　常见高胆固醇食物（每 100 克食物含量）

表 3-1　常见食物维生素、矿物质与膳食纤维对比（每 100 克食物）

种类	维生素 A/ 微克	维生素 B₁/ 毫克	维生素 C/ 毫克	钙 / 毫克	膳食纤维 / 克
猪肉	18	0.22	–	6	–
牛肉	7	0.04	–	23	–
鸡肉	48	0.05	–	9	–
油菜	103	0.04	36	108	1.1
菠菜	487	0.04	32	66	1.7
南瓜	148	0.03	8	16	0.8

注："–"表示食材中不含此类物质。

往往只是长期肉食者的三十五分之一。（雷久南，2010）牲畜喂养中非法、过量添加催长素、激素、疫苗、抗生素以及其他多种药物，把这些给牲畜当成饲料来吃，肉食污染较为严重，这些抗生素、重金属、瘦肉精等物质通过食物链最终还是被人所吃掉，在人体内又被累积。长期而过量地食用肉蛋奶，其实也就等同于在长期而过量地服用抗生素。据统计，我国每年有 750 吨～ 1000 吨的金霉素和 5000 吨～ 7000 吨的土霉素用于食用动物；1997 年国内氟喹诺酮类抗生素的使用量分析表明，我国每年诺氟沙星生产总量 1100 吨，而兽用量占到了 400 吨；环丙沙星 200 吨，兽用量占 85 吨；氧氟沙星 50 吨，而兽用量占 15 吨。（郑英丽等，2007）总体而言，约有一半以上的抗生素用在了禽畜喂养上。四是植物性蛋白还能对体内恶性细胞的生长起到一定的抑制作用。既然有这么多的好处，那何乐而不为呢！素食者的精力总体而言较肉食者高，也较容易从身体疲劳中恢复体力；素食者的肿瘤与癌症发病率总体而言较荤食者低 25%～ 50%。故此，要想获得健康的身心，可尝试切实转变吃肉有劲、吃肉健康、吃肉才能摄取足够营养的传统观念，减少肉食摄入量，转而食用新鲜蔬果与糙米等五谷杂粮，以素食为主，为了自己的健康吃健康素，为了地球母亲环境的美好吃生态素。

除去营养的对比之外，吃肉还是吃素其实只是一种感觉而已。我以前也十分喜欢肉食，一日不可无肉，无肉便觉得不想吃饭、吃不香饭，后来因为身心疾患而改食素食与五谷杂粮，当自己一旦习惯了新鲜蔬果和五谷杂粮，更能感受到食物的本味，也逐渐体会到认为吃肉好其实只是自己的一种偏见和感觉。

二、怎样吃素才健康

那么，经常吃素就一定意味着健康吗？答案是否定的，许多吃素者同样会有高血压、高脂血、高胆固醇、脑血管疾病、肿瘤、糖尿病、癌症等各种疾患。如果吃的虽然是素食，但还是以白米白面为主食，同时为了满足口感和观感，素食多经油炸、腌制等过度加工，或者高糖、高脂（油）、高盐，或者含有过量或非法添加的人造色素、香精、防腐剂等各类物质，再加上长期饱食，同样不会带来身体的健康。市面上一些素食就有这样的情况，炒菜油放得多，许多诸如素鸡、素鸭等食材经过了油炸、腌制等多重处理，加工环节多，并且放的调味料多，口味甜，盐味较重；再者，许多素食还价格不菲。所以，作为一名渴求健康的普通人来说，要对怎么吃素食才健康有着一个正确的认识，并不断学习和实践，总结出符合自己与家人身心健康需求的素食吃法。

怎样吃以素食为主的饮食才健康呢？就是要多吃当地当季出产的新鲜蔬菜水果，进行简单的炒灼蒸煮，减少加工环节；减少肉蛋奶的摄入。因为不同种类食材含有不同的营养物质，故此，食材品种的选择尽量多元化，不挑食，只要做到以新鲜素食为主。改变总吃白米白面与喜吃白糖的习惯，改吃富含膳食纤维的五谷杂粮，并注意搭配各种豆类进行蒸煮，"五谷宜为养，失豆则不良"；选用果糖作为食用糖；注意好水好油的摄入，用干净卫生的水做饭、饮用，选购特级初榨橄榄油等来炒菜、拌菜，并注意与葡萄籽油、大豆油等各种油的轮换使用。要战胜对口味与感观的偏执与迷恋，减少或是不放味精、鸡精，少用或是不用化学调味料，尽量使用有机酱油、人工酿造醋以及粗盐、原生矿盐，回归食物的本味，并努力欣赏食物的真实性味；尽量控制吃含有香精、色素与防腐剂的各类精加工食品；对于油炸食品、腌制食品、加工类肉食、饼干类食品、汽水可乐类食品、方便面类食品、罐头类食品、话梅蜜饯类食品、冷冻甜品类食品、烧烤类食品等十大类联合国都不推荐的食物，控制摄入量。当然，这些东西也不是完全不吃，外出旅游、聚会与应酬的时候，可以吃一点儿，只是自己心中要明了这些食品对于身体的危害，尽量控制少吃罢了。

掌握了以新鲜素食为主怎么吃的上述主要原则，落实到每顿饭上，究竟如何来施行以新鲜素食为主的饮食结构呢？有一个大致比例可以尝试去掌握：把每餐饭的摄入量按照100%来计算，新鲜蔬菜水果的摄入量一般约占到50%，豆类和五谷杂粮的摄入量一般约占到40%，肉蛋奶的摄入量控制在约10%或以下，这样各种营养物质与膳食纤维会较为均衡，符合身体的实际需要。关于这个比例，有研究指出比较符合人体牙齿的构造，人类适宜于咀嚼鱼和肉的犬齿数目是 4 颗，占 32 颗牙齿总数的 12.5%，也许这就是顺应自然规律的体现。

如果身体肥胖，并患有"三高"、过敏等各类疾病，可尝试全素，同时注意"豆类＋五谷杂粮"的有机搭配，以发挥氨基酸的互补功效。

当然，食材品种的选择宜多元化，不挑食，以避免营养不均，满足身体对多种营养元素的需求。

吃新鲜素食虽然既营养更健康，但是，要转变为吃新鲜素食的饮食习惯，首先要转变的是自己的观念，知易行难，素食不易，素心就更难了，宋代苏轼写道："口腹贪饕岂有穷，咽喉一过总成空。何如惜福留余地，养得清虚乐在中。"能体会出素食带来的"惜福留余地，清虚乐在中"的那种快感，那是需要毅力和时间的。吃的是饭食，控制的是贪婪、放纵与欲望，修炼的是心性，这绝非一蹴而就的事，而是需要一辈子的修行。说实话，我也并非面对各色美食总能控制自己，有时候也会放纵自己，最大的敌人就是自己，是自己内心的贪婪、放纵与欲望，所以，要经常提醒自己，告诫自己，如果连这点口腹之欲都控制不住，如果自己的体形都控制不好，那还能做好什么其他的事情呢？

当然，不能把吃新鲜素食当成一种受苦受难的过程，吃新鲜素食也要讲究"好吃"才行，这样才能更易于施行向素食的饮食调整与转变。吃对食物对身体有益，但是如果把它变为了一种压力和负担，反而是有损健康的；不要过于勉强，主要在家多多注意，在外应酬随缘就好；不能长期摄取单一的食物，即使这种食物再好吃也不行；新鲜素食做得再好，好吃、还想吃，但是自己知道适可而止，才是有利健康的好习惯。

对素食的理解，我理解有三个层面，第一种素食就是肉食与果蔬的区分，这是从类别上来区分的，有荤素之分，常人眼中的素食就是指的这种素食；第二种素食是指清淡简单的饮食，这种素食就不分荤腥，都可以吃，但是要清淡简单，一些修行者也是吃得的；第三种素食层次就更高了，就是食用当地当季的符合身体基本需求的食材，这种饮食实现了食用者与区域、季节在时间、空间上的合拍，体现了天人合一的至高境界。

三、蔬果应该怎么吃

日常生活中常见蔬菜主要有白菜、圆白菜、油菜、生菜、空心菜、茼蒿、莴笋、韭菜、西红柿、菠菜、菜花、木耳、青椒、冬瓜、胡萝卜、白萝卜、莲藕、芦笋、芽菜（苜蓿芽、绿豆芽、黄豆芽、黑豆芽）、黄瓜、苦瓜、丝瓜、洋葱、茄子、茭白、土豆、山药、豇豆、豌豆、竹笋、红薯、芋头、百合以及海带与各种菌类；市场上常见的水果主要有苹果、香蕉、桃、猕猴桃、西瓜、梨、橘子、葡萄、菠萝、木瓜、荔枝、李子、杏、草莓、大枣、樱桃等。

大自然具有非常神奇的造化之功，不同地区、不同气候、不同季节会生长不同的蔬果，各种蔬果具有各自功效，相互补充，相得益彰。春季的蔬果主要有辣椒、洋葱、花椰菜、豌豆、芹菜、荠菜、油菜、菠菜、香椿、春笋、韭菜、枇杷、草莓、香瓜等，夏季的蔬果主要有黄瓜、丝瓜、冬瓜、芦笋、豇豆、苦瓜、茄子、苋菜、茭白、空心菜、桃子、西瓜等，秋季的蔬果主要有菜花、菠菜、胡萝卜、平菇、藕、大葱、豆角、西红柿、茄子、梨、荸荠、百合、栗子、红枣等，冬季的蔬果主要有萝卜、胡萝卜、花菜、大白菜、芥菜、青菜、甘蔗、柿子、冬枣、橘子、橙子、猕猴桃、苹果等。例如，生长在偏冷环境下的蔬果，颜色会偏黄红等暖色系，性质会偏温，而生长于偏热环境下的蔬果则颜色会偏绿黑等冷色系，性质会偏寒；南方的蔬果偏寒、北方的蔬果偏温，夏天的蔬果偏寒，冬天的蔬果则偏温，如此一来，大自然在不知不觉中会促成人体与食物之间达成一种平衡，这是不以人的意志为转移的。并且，蔬果的颜色各异，绿红黄白黑的蔬果颜色大致对应人体肝心脾肺肾这几个主要脏器，如果身体哪个部位有问题，则需要针对性地选择适宜的食材进行调养，颜色就是一个大致的参考。

其实，生活之中充满了哲学与智慧，如何达到平衡健康的饮食就是其一，从这个意义上而言，其实并不需要真正懂得多少实质性的医学知识，关键还是在于对人体与自然的关系有着怎样智慧的认识，明了如何达成平衡的生活哲学的话，一个普通人就可能成为一个高明的医生。日常生活中，可以去书店买上一本《本草纲目》或者与其相关的食材书，食用蔬果前大致查询一下其功效与食用禁忌，这样就可以有的放矢地吃，吃对食物就能取得事半功倍的食疗效果。

总体而言，人体内在的感觉要与蔬果之间取得一个平衡，这样身体基本上就能维持在一个健康的状态，例如感觉身体燥热，就选择吃些偏寒性的冷色系蔬果，可以喝点儿绿茶，如果身体觉得虚寒，就选择吃些偏温性的暖色系蔬果，可以喝点儿红茶，这样就能内外达成一种平衡。要学习如何把食物当成药来吃，自己成为自己和家人最好的医生，让食物发挥出卓越的调养效果，而千万不要把药物（即使公费医疗不花自己的钱）当成食物来吃。当然，食物调理需要假以时日，这是治本之策，如小火慢熬，不能操之过急、期待速效。

蔬果怎么吃才对身体最有益呢？因为蔬果中含有的丰富维生素和酶遇到高温会受到破坏，而维生素和酶对于涵养人体活性非常重要，故此，从理论上讲，蔬果以生食为佳。水果都是生食的，这没有问题。但是由于国人的熟食饮食习惯，中国人蔬菜基本上都要经过炒煮才会食用，故此，基于饮食习惯和卫生习惯，叶类蔬菜用流水进行清洗，根茎类可以去皮，以简单炒灼蒸煮为主，不宜过度加工，这样在维生素、酶和膳食纤维的摄取之间就能达成一种平衡。因为如果生食一斤蔬菜的话，难以一次吃下，可是炒一下，一斤蔬菜就比较容易吃得下去，这时摄取的维生素、酶的量虽然会有所减少，但是膳食纤维的量则会有所增加，这样就可以达成一种平衡。尽可能按照大自然的节奏和韵律来吃菜，在大棚蔬菜日益泛滥的环境下尽量地以当地当季的产菜为主，蔬菜种类的选择多元化，不挑食，蔬菜用流水进行多次漂洗或去皮处理，进行简单的炒灼蒸煮，有时候也吃些生食（如生菜、黄瓜、西红柿、芽菜、菜椒、洋葱、大蒜），同时每天吃点儿时令水果，这样基本上可以满足身体需要，达到以新鲜素食为主的饮食结构调整目标。

四、改吃五谷杂粮的益处与方法

近三四十年来，白米白面成了大众日常三餐的主食，随着生活条件越来越好，大家吃的白米白面也越来越白、越来越精致，并且把能吃精致白米白面与经常大鱼大肉一样作为生活条件变好、有身份有地位的一个重要标志。而实际上，随着生活条件的变好，精致米面吃得多，糖分相应摄入得也多，而这与肥胖、糖尿病、"三高"等疾患持续增多有着密切的关系。要想身体健康，就要切实转变这种观念，改吃精致米面为吃五谷杂粮，这样才能有效保障身体的健康。

五谷杂粮常见的有糙米、发芽糙米、全麦面、小米、黄米、玉米、燕麦、莜麦、荞麦、薏仁、黑米、红米等，就营养物质含量以及对身体的营养与保健效果比较而言，它们较精致米面有过之而无不及。我是南方人，原先也是从小到大一直吃白米，除了偶尔啃个玉米吃个馒头之外，从来没有觉得还有其他主食可吃，第一次接触"糙米"（见图3-4）这个概念时，一下子都懵了，怎么长这么大还没见过这种米呀？后来一了解，才知道糙米与全麦面即是稻谷和麦子进行粗加工的产物，仅仅去掉了外壳，如果再进一步深加工，就是精致白米白面。后来尝试着吃了一段时间粗粮之后，对身体产生了十分显著的功效，才切实体会到糙米、全麦面对于打造健康、保持身形确实是个好东西，非常有效，可惜绝大部分人没有认识糙米这个"宝"。例

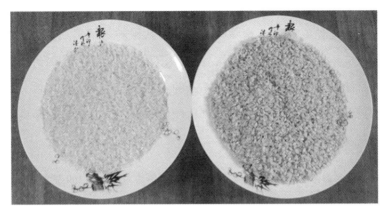

白米（左）与糙米（右）

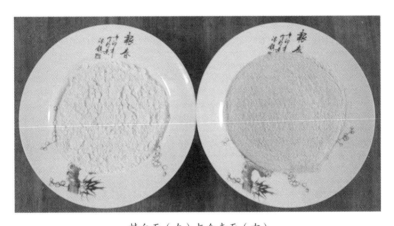

精白面（左）与全麦面（右）

图3-4　白米与糙米（上）、精白面与全麦面（下）

如，与白米比较起来（见表3-2），糙米营养价值更高，糙米蛋白质含量高、氨基酸组成较完全，富含膳食纤维、维生素与矿物质，人体也更容易消化吸收且不如白米那样快速增高血糖值，也更有利于促进排便；糙米对于预防和调理心脑血管疾病、糖尿病、肥胖、便秘、贫血都具有显著效果。由表3-2可见，白米除去锰含量略高于糙米外，其他各项指标全部低于糙米，糙米膳食纤维含量是白米的9倍，蛋白质含量是白米的1.43倍，硒含量是白米的5.38倍，营养价值的差异非常显著。不仅如此，常吃糙米等粗粮，因富含膳食纤维与维生素 B_1、碘，还具有通便、减肥、祛除脚气病与甲状腺肿等诸多功效。将糙米在一定温度、湿度下进行发芽培养，待其发芽到一定程度时进行干燥处理，就能得到发芽糙米。发芽糙米的营养更容易被人体吸收，吃起来的口感也没有糙米那么粗，适口性会更好一些。除了发芽糙米之外，还有发芽黑米和发芽红米。

表 3-2　白米与糙米维生素、矿物质与膳食纤维对比（每 100 克食物）

种类	蛋白质 / 克	膳食纤维 / 克	维生素 B_1/ 毫克	维生素 B_2/ 毫克	维生素 E/ 毫克
白米	7.4	0.7	0.11	0.05	0.46
糙米	10.6	6.3	0.45	0.18	3.5
糙米 / 白米	1.43	9.00	4.09	3.60	7.61
	钙 / 毫克	磷 / 毫克	钾 / 毫克	钠 / 毫克	镁 / 毫克
白米	13	110	103	3.8	34
糙米	99	205	148	9.6	146
糙米 / 白米	7.62	1.86	1.44	2.53	4.29
	铁 / 毫克	锌 / 毫克	硒 / 微克	铜 / 毫克	锰 / 毫克
白米	2.3	1.7	2.23	0.3	1.29
糙米	5	2.07	12.01	0.61	1.1
糙米 / 白米	2.17	1.22	5.39	2.03	0.85

吃对五谷杂粮也有一定的学问，还是需要费点儿心思的，白米直接上电饭锅蒸煮就行了，要吃五谷杂粮还得稍微下点儿功夫，但是这种付出对于获得健康而言是非常值得的，因为学习如何制作可口健康饭菜的过程本身也蕴含有许多的快乐，其实一点儿也不难，只是需要多一点儿过程，多一些耐心、多一份对自己对家人健康的责任而已。因为糙米较为粗糙，故此，蒸煮糙米、黑米之前要提前 8 ～ 10 个小

时进行浸泡，同时浸泡的过程也是将糙米、黑米活化的过程；最好选择设计有专门蒸煮糙米功能的专用电饭锅做饭；如果不提前浸泡，糙米、黑米基本难以做熟。对于习惯吃白米的人来说，一般难以直接转吃糙米，要有一个逐渐适应的过程，先试着把白米的五分之一换成糙米，然后逐渐增加糙米的量，这样慢慢吃着，也就会逐渐接受和喜欢上糙米的。除去糙米，日常生活中可以多动动脑筋，例如把白米与小米、白米与糙米、白米与荞麦、白米与豆类、白面与玉米面、白面与全麦面、白面与莜麦面等搭配做成二米饭、二面饼等等，形式可谓多种多样。不断尝试的过程也是不断发现的过程，其中也会不断地产生快乐和欣喜。

在改吃五谷杂粮的过程中，为了促进蛋白质更好地消化吸收，可试着将糙米等五谷杂粮与各种豆类进行搭配蒸煮，"五谷杂粮＋豆类"混吃更健康。豆类常见的主要有黄豆、黑豆、红豆、绿豆、芸豆、豌豆。另外还特别推荐一种新疆特产——鹰嘴豆（见图3-5），鹰嘴豆号称"黄金豆""长寿豆""豆中之王"，特产于天山北坡海拔1300米之上的木垒县，含有高蛋白、高不饱和脂肪酸、高纤维素、高钙、高锌、高钾、高维生素B、维生素C等营养物质，不仅保健与预防高脂血、糖尿病等多种疾病的药用效果甚佳，而且还可以直接做主食食用，营养价值丰富，是维吾尔族群众具有2000多年食用历史的重要食材。当然，将豆类与糙米、黑米等混煮，要把豆类与糙米、黑米等放在一起进行浸泡，这样煮出来的饭才嚼得动。我基本上都是晚上睡前把糙米或黑米和豆类放在电饭煲里用干净的水泡上，然后用电饭锅预约煮饭，这样早上起床就可以轻松享受到健康美食了。或者是早上上班走前泡上，下班回家或煮饭或煮粥，举手之劳，一点儿也不费事。小动作换来大健康，何乐而不为？值得提醒的是，用来浸泡糙米、黑米的水不要倒掉，因为这种泡米水含有丰富的营养物质，可用来直接煮饭。

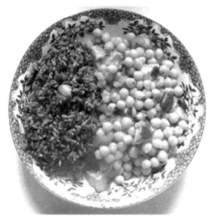

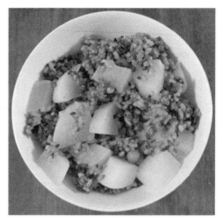

自制鹰嘴豆紫米饭（右中黄色的为鹰嘴
豆，菜料还有香菇、西红柿）

糙米萝卜橄榄油拌饭

图 3-5　自做营养米饭

　　许多人爱吃面食，为了身体的健康，可以在白面中逐渐增添一些
全麦面，全麦面营养也较白面更为丰富。作为南方人，对于和面和制
作面食我真是感到万分困难。为了制作出美味可口的主食，我也逐渐
学习制作面食，后来发现制作面食的关键就是和面，我买了一台和面
机，从此在家里自己制作面食就变得不再那么困难了（见图 3-6）。用
400 克的面加上 260 克的水再加上 10 克酵母，使用和面机 5 分钟即可
将面团和出来，然后用手揉数分钟，基本上都能达到"三光"的和面
标准（面光、盆光、手光），放到锅里或盆里静置发酵约一到两个小
时，待面团松软软的内部有许多气泡即可，然后再拿出来揉至面团内
部气孔大致消失即可，这时就可以做成馒头包子了。在蒸的时候也要
注意，要冷水上锅蒸，水开后小火蒸 15 分钟，然后关火，这时千万
不要开盖，静置 3 分钟，待锅内外气压平衡了再开盖，这时蒸出来的
馒头、包子不会发皱、破皮。

　　在和面的过程中，白面中添加的全麦面适量控制在三分之一以
下，否则面团有时不易成形，和成的面团也可能会较硬。我在家里有

时用白面和面，在制作花卷的过程中加入芝麻酱、麦麸、葡萄干、枸杞等各种配料，这样不仅可以做出来各式各样的面食来，还可以从中找到生活的许多乐趣。想想，以有机面粉、葡萄干、芝麻酱再配上浓浓爱心和对食物的感恩，这样亲手做出来的面卷，哪是市场上可以买到的呀。

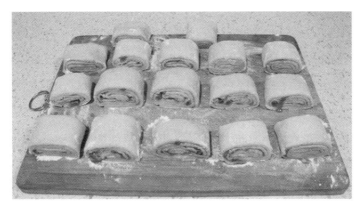

和面后制成面卷，静置发酵待蒸

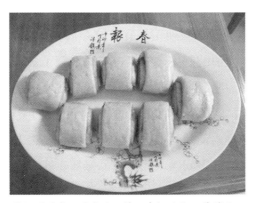

蒸好的面卷；面卷的配料：有机面粉＋葡萄干＋
芝麻酱＋浓浓的爱心＋对食物的感恩

图 3-6　自己制作的面卷

当然，选吃糙米、全麦面在价格方面会较精白米、白面稍微贵一些，一般的精白米价格在一两元一斤，而糙米的价格会在四五元一斤，如果是有机的话则会贵到十五六元一斤。但是为健康计，这也不能算是贵，与患病后付出的医疗费用相比，这可谓是"小投入、大收获"了。

五、如何选吃好油与好糖

油是做饭不可或缺的食材，油的摄取对于身体的正常运化不可缺少。摄取油的量、摄取什么油对身体健康的影响很大。针对现在肥胖、"三高"、糖尿病以及恶性疾患不断增加的实际情况，如果受到此类疾患的袭扰，可试着选吃好油——橄榄油，少食棕榈油和氢化植物油，远离地沟油。橄榄油根据制作工艺分成多种类型，要尽量选购特级初榨橄榄油（也称原生初榨橄榄油）。精炼橄榄油则经过了脱色、除味等二次加工过程（英文对应的是 Lampante Olive Oil 或 Refined Olive Oil）。特级初榨橄榄油采用物理低温压榨方法，没有任何防腐剂和添加剂成分，就像果汁一样，对于身体预防心脑血管疾病、糖尿病、恶性肿瘤以及进行皮肤保养等功效显著，被称为"液体黄金"。特级初榨橄榄油一旦开封使用，宜冷藏存放，冷藏会出现絮状结晶，这是判断真假橄榄油的基本方法。橄榄油适宜于快炒、水炒，最好在菜做好之后再放为宜，这样避免高温氧化，营养价值更佳。当然，对于身体健康的人，也不必常用橄榄油，可与其他油类轮换使用。

现在油炸、油煎食品到处可见，外表金亮，诱人眼球，但是隐含有许多不可忽视的健康问题。除去油品好坏、地沟油的影响之外，烟点问题也应引起高度重视（见表 3-3）。一旦温度达到油的烟点，表面现象就是油开始冒烟，实质上则是油开始受热分解变质的过程，会产生多种有害物质，危害健康。一旦到达了油的烟点，即是到达了油口味与营养价值恶化的拐点。表 3-3 列出了一些油的烟点，日常生活中可供参考，炒菜油炸煎饼，尽量使用不超过油烟点的温度，会更加营养健康；烟点低的油类，以直接凉拌菜品为佳，避免炒炸煎。日常炒菜中，一般水炒选择烟点在 100℃ 以上的油品，中火炒菜选择烟点在 160℃ 以上的油品，煎炸的话尽量选择烟点在 190℃ 以上的油品。例如，鳄梨油的烟点高达 271℃，用鳄梨油煎全麦或玉米等饼，色泽金黄，美味可口，营养价值也高，这也会出现在我的早餐食谱之中。当然，鳄梨油价格较贵，每 750 毫升的价格大概在 370 元左右，但是每次用来做饼的用油量很少，一瓶 750 毫升的鳄梨油基本上可以用到五六个月的时间。

表 3-3　不同油类的烟点

种类	鳄梨油	菜籽油	精制玉米油	亚麻籽油	特级初榨橄榄油
烟点（摄氏度）	271	240	232	107	191
种类	精制大豆油	猪油	精制花生油	大都色拉油	茶籽油
烟点（摄氏度）	232	182	232	275	252

许多人都喜吃糖，特别是孩子，人对于甜味的爱好似乎与生俱来。人不仅喜欢吃糖，而且随着糖越吃越多，还可能对糖产生依赖性，会上瘾。白糖与白米、白面一起，被称为"三白食品"，已成为现代人健康的严重隐患和"健康杀手"，糖并不是有益的食品，这应是打造身心健康要具备的有益健康理念。摄入糖分过多，会导致偏食，会形成过多的尿酸，会造成龋齿、发炎、皮肤瘙痒、多动症、骨折、肥胖、骨质疏松、风湿病、糖尿病、心脏病、高血压、血栓、中风以及损伤免疫力等危害，还可能会为癌细胞的生长提供物质来源。（约翰内斯·科伊等，2012）糖象征着"甜蜜"，但是"甜蜜"的危害真真不可小视。我自己就深受白糖之害，由于从小就爱吃糖、吃糖多，喜欢用糖拌饭吃、泡水喝，不到 30 岁，牙齿大部分都已受到了严重损伤，"牙疼不是病，疼起来要人命"，带来许多长期性的口腔病痛，光是看牙治牙补牙就花去了不菲的银两，现在 5 颗大牙已经被迫拔掉，一颗门牙也是替代品，40 多岁的人，80 多岁的牙；同时，因

为不能咀嚼较硬偏冷的食物，早早就失去了许多饮食的乐趣。为了身心的健康，一是要尽量克制对糖的欲望，尽量少吃糖，不管是白糖、红糖还是冰糖，如果想吃，也尽可能选吃粗制的红糖或黑糖；二是选择果糖进行替代。果糖能满足人对糖的口感，并且果糖在进入人体以后，不被胃、小肠吸收，直接进入大肠，成为人体益生菌的食物，能有效增殖体内的益生菌，益生菌增殖再加之富含膳食纤维又进一步促进食物的消化吸收与排泄，具有对肠道进行双向调节的积极作用。果糖还具有抗龋齿、不增升血糖值、降低血脂等其他功效。果糖可呈黏稠液体状，也可以是颗粒状。在台湾较为常见，一般超市中均可买到，而目前在内地食品领域的应用还远未普及，果糖的观念及其益处还远没有被人们所了解。

但是不管吃什么好油、好糖，都应注意不要多吃，事物都具有两面性，过犹不及，吃多了同样会引起健康问题。

六、吃饱好还是吃少好

施行素食为主的饮食，固然对身心有益，但是也不能因为好处多多就盲目过食、饱食，新鲜素食的同时还要积极注意与少食的有机结合。每餐吃到七八成饱，俗话说："要想小儿安，常带三分饥和寒"，其实也就是这个道理，对于达到健康的目标，有时饥饿的力量能发挥出更加强大的作用，适当的饥饿，会使得身体消化系统、免疫系统发挥出更好的效能。吃得过饱，身体负担加重，伤害肠胃，反而更容易罹患上高血糖、高脂血、高尿酸等各种不良症状。

生活就是一门哲学，做什么事都要讲求适度，过犹不及。"命虽在天，制命在己"，健康的主动权就在自己手中，如果纵情饮食与酒色伤身之事，即使身体健康也是经不起挥霍的，《养生三要·卫生精义》中，"薛敬轩曰：人素羸瘠，乃能兢兢业业，凡酒色伤身之事，皆不敢为，则其寿固可延永矣。如素强壮，乃恃其强壮，恣意伤身之事，则其祸可立待也。此岂非命虽在天，而制命在己欤？"《养生延命录》中云："人生而命有长短者，非自然也，皆由将身不谨，饮食过差，淫泆无度，忤逆阴阳，魂神不守，精竭命衰，百病萌生，故不终其寿。"在过食、饱食和营养过剩的前提下，适当少食是保持身心健康的诀窍之一。适当少食能保持身体消化系统、免疫系统处于一种活跃的状态，少食20%不能说生命就一定会延长20%，但是少食对于身心健康的积极意义十分明确。近二三十年来生活条件提高了许多，从以前的饥饿时代迅速过渡到了饱食时代，由于饱食、过食再加之运动减少、便秘多发高发等原因，我国肥胖患者已经超过了7000万人，我国肥胖人口已达到3.25亿人。不仅中年人大腹便便，连超重的青少年与儿童也处处可见。虽然超重和肥胖会导致心血脑血管疾病、糖尿病、痛风的多发、高发，许多人明明知道吃多了会对身体有害，可是平时依然管控不住自己的嘴巴，只图一时快感而大快朵颐，全然不顾对健康身体造成的不良后果，只是在得了大病后徒然后悔而已，许多人甚至连后悔的机会都没有。再者，饱食、过食不仅对身心健康的危害甚大，实际上也是一种浪费。浪费不只是菜点多了吃不了剩下，吃得饱食、过食，超过身体的需求，这也是对食物的一种浪费，超过身心健康需要的就是浪费，这也许是智慧人们21世纪应积极树立的新的饮食观念。

当然，少食与那种为了减肥而节食甚至不吃有着根本性的区别。少食还是在吃，只是吃的是以新鲜蔬果与五谷杂粮为主的饮食，只不过是吃到七八成饱，这种有意而为之的理智的适度摄入能让身体保持新陈代谢的旺盛能力。肥胖是一种慢性疾病，如果想减肥，不要不吃，身体必需的营养还是要提供的，只是应反思自己的饮食结构和生活方式是否出现了问题，哪些地方有值得改进之处，例如是不是吃肉过多、运动不足、身体过寒、蔬果和膳食纤维摄取不足、排便不畅、体内缺乏益生菌等，转变为吃以新鲜蔬果与五谷杂粮为主的饮食，吃身体想要的东西，而不只是满足嘴巴对色香味形的需求。吃起来口感越好、味道越香、越是酥脆的食物，往往越是身体不需要的东西，反而损害身体健康。

每餐细嚼慢咽地吃到七八成饱就是身体的福气。七八成饱怎么判断呢？大体上就是吃到意犹未尽还想吃的时候，这时就可以放下筷子停止进食。等感到吃饱了，那就已经是吃多了、吃胀了，因为食物到胃部再到脑部的反应时间大概要迟滞二三十分钟。要具有一定的意志力，能自控地放下自己的筷子。有一种观点认为，人一生所吃的东西大概是个定数，现在多吃，未来就会少吃，悠着点儿吃，才能为未来预留足够的空间。其实，不管信不信，这句话自有其深意，长期多吃、贪吃以及肉蛋奶相应地过量摄入，会导致消化不良、失眠、胃溃疡、十二指肠溃疡、结石、骨质疏松、肥胖、"三高"、痛风、心脏病甚至肿瘤、癌症等多种身心疾病，势必会影响到生命的质量与长度；身体的宽度增加了，生命的长度大多就会受到一定的影响。这也正应了17世纪著名医生托马斯·莫菲特说的那句话：人是用他们的牙齿来掘坟的，死于口腹之欲的人远多于死在敌人之刀剑。

现代上班族大多晚上是正餐，经常会有剩菜剩饭，注意不要抱着"东西可吃不可糟"的想法，宁愿撑着也要统统地吃掉，长此以往必定会弄个肚大腰圆。这也是我最初长胖的主要原因，每天晚上我都负责把剩菜剩饭一扫光，一是控制不住自己的欲望想吃，二是不想浪费食物，殊不知，数月时间就能轻松地把自己打造出"游泳圈、水桶腰、啤酒肚"。平时外出可以少点几个菜，不够再点，在家也适当少做点儿饭菜，恰恰够吃最好。对于剩菜剩饭，要有"宁愿锅里剩着，不要肚里盛着"的新健康理念。

饮食这件事无比珍贵，不可或缺，俗话说得好："人是铁来饭是钢，一餐不吃饿得慌"，几顿饭不吃就活不下去，但是吃多了对身体的伤害也是巨大的。饮食这件事还与纵欲声色等有着一些区别，声色之事一年不碰也是可以做到的，而饮食是天天必须要吃的，所以，饮食过度，为患亦切，不可小视！在《养性延命录·教戒篇第一》中就有"百病横夭，多由饮食。饮食之患，过于声色。声色可绝之逾年（作者注：指整年），饮食不可废之一日。为益亦多，为患亦切。……体欲常劳，食欲常少，劳无过极，少无过虚（作者注：指不足）。去肥浓，节咸酸，减思虑，捐喜怒，除驰逐（作者注：指驰猎禽兽）……"之说。

吃饱好还是吃少好，还有一个有利的佐证，那就是在丰收的年份里，得病的人反而会相对多一些，歉收的年份，得病的人反而会相对少一些，这就是把案例从个人放大到了社会的大尺度上。这真的会出乎许多人的意料，《千金方·养性》中就曾指出："穰岁（作者注：指指丰收的年份）多病，饥年少疾。信哉不虚。"

我们可以学学苏东坡先生的养生惜福延寿之道，"早晚饮食，不过一爵一肉。有尊客，则三之，可损不可增。有招我者，以此告之。主人不从而过是，乃止。一曰安分以养福，二曰宽胃以养气，三曰省费以养财。"

当然，吃少好的度也要把握好，吃少千万不能不吃，而是要注意适度，过多和过少都是对身体的伤害。

七、到点吃还是饿了吃

许多人都有这样的经历，到饭点了，似乎就觉得要去吃点儿什么，也不管身体是否真正饥饿，只是成了一种生活习惯。身体如果不发出饥饿的信号就不要强行吃饭；要注意倾听身体发出的声音，不要到点就吃，不要为了习惯而吃。明明早上不饿呢，却认为到早上了就应该吃早饭。现代人的一大通病，就是缺乏饥饿感。

要保持身体消化吸收与排泄的平衡状态，只有当身体发出饥饿信号了再进食为佳，不饿不吃，无论是三餐中的哪一餐，不能因为听从

"不吃早餐不利健康、不吃早餐会导致胆结石"以及"少食多餐"等宣传就盲目进餐，这样只会进一步加剧肠胃负担，一旦超过了身体的需求，再好的东西都是"垃圾"和"毒药"。这餐还未消化掉，下餐紧接着又来了，长此以往，胃肠的功能必定会受到损伤，并因为营养、废物在体内的逐渐堆积而导致肥胖、便秘、心脑血管、糖尿病等各种疾患。在外应酬可能难以控制，但是在家要学会自控。身体健康是自己的，只能由自己来倾心打造。

另外，在身体不舒服或是患病的时候，经常会出现食欲不振的情况，这实际上是身体自愈力的一种正常反应，是身体在将能量集中到了疾病的康复上，是在提升人体的免疫力，这种时候，要注意倾听身体发出的信号，最好不要强行进餐，对于病人也不要劝其勉强"多少吃一点儿吧"，特别是注意避免食用高动物蛋白与高油高脂的食物，以新鲜洁净易消化的果蔬汁、流食为佳。其实，即使对于健康的人，特别是孩子，都不要劝其强行进食，能吃多少是多少。

将到点就吃的习惯与身体的实际需求有机地耦合起来，到饭点了，又感觉饿了，那就吃吧。当然还是七八成饱的好。

八、探索自己的新鲜素食之路

养生并不是常人不可触及的多么神秘高深的一门学问，主要就是吃喝拉撒睡而已，通过饮食结构的调整和生活方式的改变来积极预防疾病、调理疾病，每个人只要在日常起居饮食和心态上多下些功夫，都可逐渐摸索出适合于自己的健康之道。

新鲜素食虽好，它虽然决定了自己身心健康的未来，但是，要转变为以新鲜素食为主的饮食结构，也是一个渐进地克服旧习惯培养新习惯的过程，"三白"（白米、白面与白糖）和肉蛋奶的量可试着逐渐减少，新鲜蔬果与五谷杂粮的量可试着逐渐增加，不要试图一蹴而就，毕其功于一役。新鲜素食对身心健康发挥出益处，一是需要自己学会怎么吃素，二是素食对身体的保养效果也要假以时日方能显现，对这一点要有客观的认识和信心。

素食就其种类而言，不同的人有不同的吃素方法，有吃半素的，吃一些肉；有吃纯素的，完全不吃肉；有吃蛋奶素的，除去蔬果之外只吃蛋和奶；还有吃奶素或吃蛋素的，除去蔬果之外只吃奶或只吃蛋。它们形式各异，没有孰高孰低之分，不管自己吃什么，不管是基于何种目的，要尊重他人的饮食选择。如果是吃纯素，应适当补充些维生素 B_{12}，维生素 B_{12} 价格非常便宜，但是身体需要不多，不能多服，否则副作用也很明显；再者，适当吃些生菜、味噌、泡菜以及海藻等也可以起到补充维生素 B_{12} 的效果。

在改为新鲜素食为主的饮食结构调整过程中，要逐渐摸索出适合自己的素食之路；慢慢学会倾听自己身体的呼唤，在食材多元化的基础上找到适合自己身心的食材，例如苹果、奇异果、梨、西兰花、菜花、豆腐、香菇、海带、味噌、芝麻酱、麦麸、糙米、小米、绿豆、鹰嘴豆、黑豆、南瓜、无花果等都是我身体需要和喜欢的食材。

现在生活条件都好了，多吃点儿多喝点儿大多没有什么问题，但是，要把富日子当作紧巴巴的穷日子来过，这样，才可能会活得更加身心健康、更加幸福快乐。老天是公平的，得到就意味着某种失去，吃得越多，失去的健康也必然会越快、越多，身体的宽度增加了，生命的长度可能就会相应地缩短，生活的辩证法就是如此，不信不行，不服也不行，俗话讲"腰围长一寸，寿命短一截"，不可不慎。举例而言，农村的狗大多肚子瘪瘪的，但是身姿矫健，时刻保持着一种警觉和斗志，而城里的狗大多锦衣玉食，大腹便便，懒懒散散，难有什么斗志可言。道理都是相通的，我们不仅要从思想上感悟生活，还要从身心上来实践生活。

新鲜素食为主、适当少吃，根据我自己的经验和观察，在平时上班的时间基本能做到，而每逢节假日如春节等则往往施行起来有些困难。节假日亲朋好友聚会，即使腰部有些长肉，肚子撑得有点儿难受，但是他人盛情相邀，出于应酬、交际以及亲情、友情等各种缘由，许多时候还是需要主动或被动地大吃大喝，但是一定要注意回家进行自我调整，及时对身体进行解束和减压，在家里主动权是完全掌握在自己手中的。

改吃新鲜素食好不好，不要道听途说，要通过自己的切身实践与体验来检验其效果。不要盲从医生、亲朋以及其他人的意见、劝诫以及冷嘲热讽，如果给我们提意见或劝诫的人自己都没有亲身体验过，那么这种意见的可信度就必然要大打折扣了。特别是在开始新鲜素食调整的初期，这种来自他人的否定态度加上自己意志力的软弱和不坚持，经常会中断自己调整饮食的行动，导致功亏一篑。新鲜素食好坏暂且不论，能够挑战和尝试一种新的饮食结构和生活方式，这不也是善于自省以及具有莫大自信和挑战自我勇气的明证吗？曾经遇到一位西安的朋友，谈及他因富贵病而晚上走步的经历，不禁唏嘘，因为他自己坚持走步几个月后，身体明显瘦了下来。但是经常有人关心地问他是否得了糖尿病，他告诉我因为这种关心让他开始怀疑自己，并放弃了晚上走步，结果很快又胖了回来。这位朋友的经历我也遇到过，刚开始瘦下来的时候，身边的许多人也是这样问我，曾经也让我动摇不已。我坚信这些问候都是出于好心，但是这种以爱为名义的问候其实比疾病本身更能伤害人，能否承受住这种"爱"，就要看自己的智慧与毅力了。坚信自己的选择与内心，因为我们此生主要是活给自己看的，一定要相信自己。

吃新鲜素食以饭菜做法简单为宜，生活越简单，向大自然索取的越少，大自然却往往回馈更加健康的身体和更加快乐的心灵。"吃亏是福"，别以为多吃多喝多占是赚了，实际上是赔了；控制住欲念，适当地少吃多舍，才会带来身心的莫大福祉。

如果在刚开始吃素的关键节点上有些坚持不住了，有些想放弃了，那就用大文豪托尔斯泰的名言来鼓励一下自己吧：如果你已决定吃素，那就不要因身边亲友的攻击、指责或嘲笑而改变主意。若人人皆可吃肉、吃肉并不算什么，肉食主义者也就不致攻击素食主义者了。肉食主义者其实心里是不安的，因为目前他们虽然已经意识到自己吃肉的罪过，但他们始终没有能力让自己脱离这种罪过。

第二节　打造完美的便便

一、便便是我们的朋友

一提及便便，许多人可能都会在脑海里浮现出恶心、脏的念头，"粪便"这是个只可以想想却不可以说出口的特别词汇，更遑论登大雅之堂了。虽然如此，不管是高贵的还是低贱的，不管是有钱的还是贫穷的，不管是学富五车的知识分子还是个白丁，也不管是帅哥还是靓女，便便这个东西每天都如影随形，任何一个人时时刻刻都不能离开它。

人每天都要吃饭，有进就会有出，便便是人体的有机组成部分，是身体循环不可或缺的关键一环。对于农业生产，便便的作用非常之大，是庄稼的上等肥料，"庄稼一枝花，全靠肥当家"，在一个生态循环系统之中，是不可缺少的农业生产资料。现在还清晰记得小时候看到一些农人背个筐子外出捡拾动物粪便的情景，历历在目，在农人的眼中，那是庄稼的肥料，意味着收成和财富。步入工业社会之后，快速城镇化与人口大量聚居，便便才被逐渐异化，逐渐被剥离出了生态系统的循环。一个人的一生，约要排出 5000 公斤～6000 公斤的便便。我国现有 13.7 亿人，按照每人每天排出 200 克便便计算，我国每天排出的便便总量就达到了 2.74 亿公斤，多么巨大的量！只要在生态系统中循环得当，这都是宝贵的农业生产资料，是农业丰收的保障。由此可见，提及便便不仅不应该感觉到恶心或是脏，甚至应该涌出对它的珍惜与感恩，便便真是我们的朋友！

二、拉不出便便是人生一大痛苦

长期以来，营养学、医学以及许多人的观念里都高度重视身体对营养的摄取，关注要如何有效地摄取各种营养，讲究怎么多吃鸡鸭鱼肉或山珍海味，注重"进"与"吃"的问题，生怕自己摄取的营养不够；与此同时，人们很少关注如何有效地排出身体的废物，很少关注"出"与"泄"的问题。在当前这个饱食与强食的时代，"排"的作用已经大于"进"，"泄"的作用已经大于"补"。如果身体肥胖了，可以少食和选吃一些富含膳食纤维的食物，从减少身体的"进"与促进身体的"排"这两个角度来考虑肥胖的调理问题。

有一种说不出的痛苦叫"便秘"。由于"进多""吃多"却"排不出来"，现在有便秘疾患的人数甚重，据估计，不低于20%，即每五个人中至少有一个人被便秘所困扰，每天每五个人中至少有一个人不能享受上厕所的畅快感觉。便便拉不出来，已经成为许多人人生之中的一大痛苦。对于绝大部分便秘患者而言，便秘是件很隐秘的事情，特别是女性，更是羞于言表，而女性在生理期还更容易发生便秘的情况；相当一部分便秘患者很少去看医生，默默忍受着便秘带来的巨大危害，当出现实在拉不出来便便的情况了，就自己胡乱买些药物来解决。便秘导致废物与毒素在体内堆积，长此以往，血液就会受到污染，全身机能也会因此受到伤害。将便秘称为疾病之源、健康的大敌，一点儿也不为过。便秘会导致便意缺乏、口臭、体有异味、头晕脑涨、头痛、昏睡、失眠、腹胀、腹痛、胸闷、打嗝、恶心、长痘痘、皮肤暗淡或变得粗糙、色斑、痤疮、屁臭、排便困难、水肿、痔疮、肛裂、精神紧张与焦虑、周身乏力、肝脏功能受损、血压升高、心脑血管疾病、老年性痴呆症、更年期提前以及马桶猝死等各种疾患，长期便秘甚至会导致结肠癌、直肠癌等恶性疾病，当然也会导致小肚腩、水桶腰而影响个人形象。由于便秘引致的相关症状多，疾患也多，导致便秘还很容易被误诊，例如有时胃胀、打嗝往往是便便不畅所致，有时候却被误诊为胃病；便秘导致的血压升高，盲目吃降压药却并不对症；便秘导致的长痘痘、皮肤暗沉，盲目使用各种去痘、美白化妆品即使昂贵却怎么也不见效。可以这么说，无论是大量的运动还是消费不菲的美容以及精心的化妆，都不如畅顺地拉出便便对保持年轻、肌肤光洁细腻以及抵抗衰老所起到的作用重要。畅顺地拉出便便，甚至能让人产生获得重生的快感。

三、便便是来自身体的"书信"

人每天所吃的东西经过身体消化吸收后会排出体外，排便是身体排出废物的主要通道，约有七成的废物会通过便便排出。吃的食物种类不同、身体内部状况不同会决定最终排出的便便在色、形、味等方面的客观差异，可以形象地说，便便是身体的"书信"，它带来了身体给我们的信息，透过这封"书信"是否能解读出有益的信息来，对于人体身心健康而言具有非常重要的意义。要想打造出健康的身心，就要学会接受便便，欣赏便便，感恩便便，善于从便便的颜色、形状、味道、软硬程度中解读出身体的内部信息。正常的便便应以黄色、黄褐色为主，形如香蕉状，味道不是很臭，软硬适中，如果排出的便便偏离了这些，就要认真反思一下自己的身体是否出现了什么状况。例如：便便不成形、粘壁，可能是体内水分过多，这时可以喝一点儿红豆薏仁汤调理体内湿毒；如果便便呈绿色，可能营养过多，这时就要少吃一点儿大鱼大肉了；如果便便呈暗红色，则可能会是肠道出血；如果便便变得又细又长，则可能会是出现了大肠息肉或患了大肠癌，这些时候就要赶紧去看看医生了。

东郭子曾问庄子"道"在哪里？庄子云：道在屎尿中。可见，便便的作用真的不容小视，能从便便中解读出来的信息越多，便越能了解身体内部的健康状况以及领略到人生生老病死的真谛。

四、打造完美便便的十一个窍门

我从约 20 岁开始就受到便秘的困扰，长达近 20 年之久，直到我开始以新鲜素食为主的饮食结构和生活方式调整后才开始出现实质性的好转。刚开始的头十年根本没有意识到便秘的巨大危害，头脑中几乎没有便秘这根弦，工作后虽然知道和一定程度上重视了便秘问题，可是也只是特别难受了就去医院，开些润肠通便的药吃吃，根本没有意识到便秘要从饮食结构和生活方式入手进行调理才是硬道理，才是长久之计。现在回想起来，长期以来不仅因为多吃肉少吃蔬果导致了"进"有问题，而且身体的"排"也存在严重问题。排泄不畅，导致各种废物与毒素在身体内的长期积累，可以说便秘为我身患肥胖、高血压、高脂血、皮肤瘙痒、痔疮、肛裂等疾病做出了"重大贡献"。原先每天上厕所这件事令我既十分盼望又非常害怕，充满了矛盾复杂的心情，上吧疼痛难忍又怕痔疮出血，好些时候挤出来的也只是些坚硬的"羊屎蛋"而已，不上吧，憋在身体里又压抑不已，焦虑不堪，说是身心疲惫一点儿也不为过。

俗话说：久病成良医，一点儿也不假。从自己切身的经历中，我逐渐体会到便秘千万不能依赖药物来解决，要切实从饮食结构和压力状况两方面入手进行综合调整。许多便秘病患只追求立竿见影的通便效果，这也是导致泻药类处方泛滥的重要原因。润肠通便药和泻药偶尔用一下没有问题，可是长期依赖药物反而会对肠道产生严重的伤害，导致用药量越来越大，形成恶性循环。千呼万唤"屎"出来，重"屎"一定要够。欲打造完美便便，进行综合调整方为治本的上策。

那么，怎样才能打造出完美的便便呢？下面这些措施都可以尝试，在此过程中，仔细判断自己的身体究竟在哪些方面出了问题，这样就可以进行有的放矢地调整。

（一）多吃新鲜蔬果，少吃肉及各类精加工食品、油炸食品。肉食多的人容易便秘，因为肉食在肠道中停留的时间较长，且不含膳食纤维。可以尝试减少肉蛋奶以及各类精加工食品（面包、糕点、有色饮料等）、油炸食品的摄取量，增加新鲜蔬菜水果的摄入量。对于新鲜蔬菜，简单炒灼食用与生食并用，从而保证身体摄入丰富的维生素、矿物质、膳食纤维与酵素。

（二）要适当多饮水。早晨起床后先空腹饮用一杯温白水或是蜂蜜水、淡盐水、柠檬水，以促进身体的循环与废物的排出。当然，如喝茶水，茶叶浓度宜清淡，每天喝的杯数也不宜多，茶水较浓的话其中的鞣酸、茶碱等又会导致便秘的加重。可以尝试饮用糙米茶、牛蒡茶，这两种茶膳食纤维含量较高，有利排便。如果要饮用润肠通便等功能性茶饮，要注意其中是否含有大黄等中药成分，如有则不宜长期饮用。

（三）转吃糙米等五谷杂粮。白米白面的膳食纤维含量低，长期食用也容易导致便秘，且有快速增高血糖值的风险。应逐渐转吃糙米等五谷杂粮（见表3-2），以摄取丰富的膳食纤维以及维生素、矿物质。糙米饭搭配橄榄油，这是打造出完美便便的一大"秘方"。

（四）增加膳食纤维的摄入。膳食纤维号称人类第六大营养素，膳食纤维不被人体消化吸收，但是它能够促成大便成形，减少废物、毒素与肠壁的接触，促进便便顺利排出身体。要调理便秘，须切实注意膳食纤维的充足摄取。一个人每天摄入的膳食纤维量要达到30～40克为宜，可是日常生活中，大部分人都难以达到这个标准。按照食材中膳食纤维的含量计算，每100克蔬果中大致含有约1克的膳食纤维，每100克白米中才含有0.7克的膳食纤维，相当于吃两斤蔬果才摄入了约10克的膳食纤维，吃半斤白饭才摄入了1.75克的膳食纤维；而每100克糙米中含有6.3克的膳食纤维，可是吃糙米的人少之又少。故此，在饮食结构的调整过程中，要尝试选吃黄豆、黑豆、豇豆、鹰嘴豆、糙米、玉米、莜麦、燕麦、荞麦、红薯、马铃薯、牛蒡、菠菜、油菜、番茄、芦笋、洋葱、莴笋、花椰菜、芋头、魔芋、银耳、亚麻籽、西兰花、南瓜、胡萝卜、香菇、杏鲍菇、木耳、海带、紫菜、芝麻、苹果、木瓜、香蕉、奇异果等蔬果以及无花果等坚果，以全面补充膳食纤维摄入的不足（见表 3-4）。就许多人而言，即使经常吃糙米、豆类以及上述富含膳食纤维的各种食材，毕竟每天摄入的食物总量有限，可能导致摄入量总体不足。我有时会将土豆、胡萝卜、芦笋、荸荠、红薯、无花果等多种富含膳食纤维的食材切丁放到一起煮熟，然后拌入橄榄油与芝麻等食材，味道不错，连续吃上几天，会增殖体内的益生菌，不仅屁会放得痛快，而且完美的便便也顺利产生。

表 3-4　部分常见高膳食纤维含量食物（每 100 克食物含量）

种类	糙米	黄豆	黑豆	荞麦	芝麻	红薯	菠菜	紫菜	菜花
膳食纤维含量 / 克	6.3	15.5	10.2	6.5	14	1.6	1.7	21.6	1.2
种类	南瓜	洋葱	茄子	胡萝卜	豇豆	豌豆	香菇	木耳	猕猴桃
膳食纤维含量 / 克	0.8	0.9	1.3	1.1	7.1	3	31.6	29.9	2.6

有两种富含膳食纤维的食材值得推荐——南眉籽和麦麸（见图 3-7）。南眉籽又称为兰香子、明列子，是一种状如芝麻的植物果实。南眉籽具有遇水迅速膨胀至 30 倍的特性，含有丰富的膳食纤维，每 100 克南眉籽中含有多达 46.8 克的膳食纤维。南眉籽作为一种自然食材，没有防腐剂、色素等添加问题，在我国江西等地应用广泛，是上好的食材。由于南眉籽遇水膨胀能增加饱足感，也常被用在了减肥之中。南眉籽食用起来非常简单，只需用水泡胀后即可直接饮用，也可加在各类饮料中。麦麸则是小麦磨成面粉过程中被粉碎的外壳，麦麸的膳食纤维含量也十分丰富，每 100 克麦麸中含有 45 克之多的膳食

纤维。麦麸十分粗糙，直接吃难以下咽，可以将麦麸添加到饭、汤、粥、面与饮料中搅拌食用。我有时出去吃饭的时候，会用一个小盒装上一些麦麸，然后搅拌在白米饭中一起食用。南眉籽与麦麸的膳食纤维含量丰富，对于缓解便秘、润肠排毒、净化肠道以及预防高脂血、高血糖、高胆固醇功效显著。食用之后，能明显改善便秘症状，便便的数量、形状可以出现大幅度的变化，排便会变得顺畅。当然，再好的排毒食材，也不能过量地吃，否则也可能会对身体产生危害。各种富含膳食纤维的食材也应交替使用，逐渐摸索出适合于自己身体的调养模式。麦麸可能会引起一些人的过敏反应，食用过程中也应多加注意。

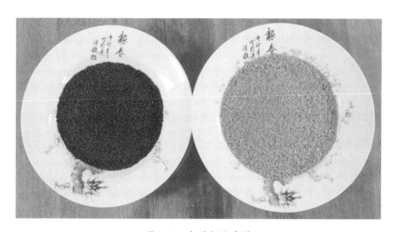

图 3-7　南眉籽和麦麸

还有一种坚果值得一吃，就是著名的新疆特产——无花果（见图3-8）。无花果富含果胶以及丰富的蛋白质分解酶等营养物质，具有润肠通便、润肺利咽等功效。如果受到了便秘的困扰，想增加膳食纤维的摄入量，可以尝试一吃，每100克无花果含有不溶性膳食纤维3克，含量大约相当于糙米的一半。既可以直接吃，也可以配合其他食材煮汤吃，风味很不错。无花果根据质量等级，每斤价格在数十元不等。当然，由于无花果较甜，糖尿病患者要注意食用。

以上食材的摄入方法多种多样，例如，可以用小西红柿、荸荠、熟土豆、无花果切成丁，放入南眉籽，拌入橄榄油，搅拌之后就可成为一道色香味俱全的健康沙拉（但是绝不放各种沙拉酱）。举一反三，自己多动心思，像此类的健康沙拉吃上一段时间，就会让自己产生蓬勃而出的便意来。

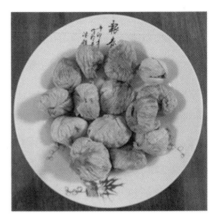

图 3-8 无花果

要逐渐增加膳食纤维的摄入量，否则可能会出现肠胃不适的状况。同时，还要注意配合补充足够的水分，否则便便会变得更硬，便秘情况反而会恶化。

（五）摄取益生菌和益生元。平日多摄取益生菌以及含有其代谢产物或是能够促进益生菌生长的食物。人体肠道内遍布细菌，形象地说，这些细菌分为好菌、坏菌与中间菌，好菌势力强，中间菌就偏向好菌；坏菌势力强，中间菌就偏向坏菌。长期便秘的人，肠道内基本上是坏菌"当道"，主导着肠道环境。这时候，就要有针对性地试着增加肠道内有益于身体的好菌——益生菌。益生菌能在身体内产生酶、维生素以及其他多种代谢物质，能够有效抑制有害菌的生长，平衡肠道菌群环境，促进肠道蠕动，清除体内毒素，增强身体免疫力。

要增殖体内益生菌，一是要为益生菌的生长创造条件，将多吃肉食改为以新鲜蔬果和五谷杂粮为主的饮食习惯，长期食用新鲜蔬果和糙米等五谷杂粮的人，体内益生菌的含量水平高，而长期大量摄入动物性食物，则不利于营造有利于体内益生菌的肠道环境；二是注意食用含有益生菌及其代谢产物或是能够促进益生菌生长的食物。如适当喝一点儿含有益生菌的酸奶，吃富含益生菌代谢产物的食物如味噌、发酵食品等，其他如红薯、豆类、糙米等富含膳食纤维的食材也有利于体内益生菌的生长。味噌是用黄豆、大米、盐等发酵做成的酱，是日式饮食的必备食品，味噌具有良好的整肠功能，白味噌的味道稍微淡一些，赤味噌的味道稍微浓一些，日本人的长寿与喜吃味噌不无关系；三是可以购买益生菌冲剂直接服用；四是购买益生元冲剂直接服用。益生元不被肠胃消化吸收，直接进入大肠，这是通过为体内益生菌提供食物的方式来促进体内益生菌的有效增殖。

　　要彻底改善与扭转便秘状况，肠道内的菌群是否能够维持平衡是关键因素之一，益生菌的有效增殖则是其核心。体内益生菌的有效增殖，需要长期有利肠道环境的支撑，要改善肠道环境，则需持之以恒地努力，注意饮食结构的切实调整。要试着逐渐培养出良好的肠道环境，才能让益生菌对身体的效益发挥到更好。

　　就我个人经验而言，改变饮食结构，选吃富含膳食纤维的食物，或服食益生元冲剂增殖体内益生菌是上上之策，这是自己体内的益生菌在增殖，而不是来自于外部。服用益生菌冲剂则还存在着某些疑虑，外来菌群在体内是否能够顺利存活下来还不完全确定。个人情况各异，可以都做些尝试，找出符合自己身体增殖益生菌的有效途径。益生菌增殖以后，就可以体会到身体排泄变得通畅以及排泄物增加所带来的快感。

　　（六）选吃果糖代替白糖。果糖不被胃、小肠消化吸收，直接进入大肠，成为益生菌的食物，直接起到增殖体内益生菌的积极作用。可以选购果糖产品，代替白糖在日常生活中使用；也可以选购大豆低聚糖制品，大豆低聚糖是黄豆提取物，其功效与果糖类似。目前市场上已有果糖与大豆低聚糖制品的销售。

　　（七）养成每天便便的良好习惯。便便对于身体健康而言绝对不可小视，把每天排出便便当成大事来办。有了便意的话，千万不要强行抑制，再忙碌也要去厕所放空便便。便便时心无旁骛，不看书、不听音乐、不玩手机、不吸烟，心神专一，用意念引领、感知或暗示自己便便的蓬勃而出。

（八）经常按摩腹部。平常以及便便时可轻柔地按摩腹部，这会有利于便便的排出，有时还会排出意想不到的黑色较硬的残便。残便是指在体内较长时间滞留的便便，被身体肠道反复吸收，质地较为坚硬，颜色呈暗黑色。残便会导致身体的反复中毒，招致皮肤粗糙、脸色暗淡、口有异味，特别是残便多会造成腹部变粗，引起顽固性便秘以及肠道息肉等疾患，对身体美观与健康的危害都非常大。一些人腹部看起来鼓鼓的，其实往往是因为便秘造成了废物在体内的大量堆积。肠道内一般都可以排出数公斤不等的便便，如果能及时而有效地排出体内的这些便便，就能够一下子减重数斤到十数斤不等，能快速地"削平"鼓鼓的腹部。便便老是拉不出来，体重和腰围自然会增加。一些人可能有这样的经历，有时食用含有粗纤维的食物，第二天会排出大量的便便，一下子就会觉得神清气爽、小腹平平起来。

每天早上醒来、晚上睡前在床上养成按摩腹部的习惯，以肚脐眼为中心，顺时针或逆时针依次按摩腹部数十次不等。经常练习提肛运动，以增强肛门肌肉的机能；有条件的话，泡泡热水澡，提升身体的温度与代谢能力。每天一定要进行适量的运动。

（九）适当少食与断食。适当少食和断食，能够消耗身体内积蓄的废物，促进体内消化吸收与排泄功能的动态平衡，促进排便。身体健康的前提下，没有出现病理性消瘦，普通人为了健康也可以适当断食。在许多人的印象中断食似乎是宗教行为，非常神秘，认为那肯定不是普通人做的事情。其实，为了健康，普通人在家也可以适当地断食，断食也不是什么都不摄入，简单的断食操作起来也十分方便。

断食分为许多种类型。有早餐断食法，就是早餐不吃传统的稀饭、油条、包子等，改喝苹果胡萝卜汁或生姜红茶，也可以只喝白水或粥水。苹果胡萝卜汁、生姜红茶不仅能提供身体需要的能量，还能提供丰富的维生素与矿物质，苹果胡萝卜汁被称为"药物中的魔术师"，效果神奇。（石原结实，2009、2011）现在许多人运动少，体温偏低，苹果胡萝卜汁、生姜红茶能温暖人的身体，加速人体内的代谢。

还有半日断食法，就是早餐和中餐都只摄入苹果胡萝卜汁或生姜红茶，或是只喝白水或粥水，不吃其他传统的饭食。

还有全日断食法，就是三餐都不吃传统饭食，只摄入苹果胡萝卜汁或生姜红茶，或是只喝白水或粥水。

无论是早餐断食、半日断食，还是全日断食，可以偶尔为之，也可以连续几天持续施行。普通人可以施行早餐断食法，早上有条件的话，就喝上一杯苹果胡萝卜汁，也可以泡杯生姜红茶喝。普通人还可以间隔一定的时间，进行周期性的断食，或早餐断食、半日断食，也可以全日断食。

只要转变早餐必吃的观念，人人几乎都可以做到早餐断食法。稍加忍耐长期缺失的饥饿感，大多数人也可以做到半日断食法。对于普通人来说，有一定的毅力也能做到全日断食法，普通人一两天则已。不能贸然在家连续几天的全日断食，这需要专业人士的指导才可施行。

其实，不拘于此，断食的本质就是要给身体提供一个短暂的休息机会，这期间给身体的负担少，从而有助体内垃圾的自我燃烧，为身体做一次扫除，让身体恢复其长期受到压力的机能和活力。适当而为之，具有积极的健康效应。但是对于普通人来说，要量力而行，摸索出适合于自己的断食形式。以我为例，我如果晚上稍微吃多了点，或是早上觉得不饿，就采取早餐断食法，上午只喝点儿苹果胡萝卜汁或生姜红茶，或是只喝白水，到中午饿了才吃；有时也施行半日断食，连续两顿只喝苹果胡萝卜汁或是生姜红茶或是白水，直到感觉到饥饿才开始吃饭；有时出差在外，一个人不受拘束，就一天多喝白水或是只吃水果，给身体以休息的机会。身体就如朋友一样，我们对它好，真正地关心它、照顾它、爱护它，为它动心思，它也才能为我们发挥出更佳的效益，才能活出有健康、有质量、有长度的生命来。

施行断食，要树立自信，要有意志力，更重要的一点，就是如果施行稍微长时间的断食的话，断食后的复食一定要千万注意。可以说，对复食的重视甚至高于断食。断食后千万不能马上暴饮暴食，这样反而会更加伤害身体；复食是一个渐进的过程，从吃少到逐渐恢复到正常饮食，给肠道一个逐渐适应的过程，不宜太饱太饥的极度变化。

少食与断食其实更是一种生活的智慧，生活中有进就会有退，有成功就会有失败，有取就要有舍。适当少食、断食就是让身体适当休整，不是一味地给予身体，有时候还要让身体主动地"舍"，主动地"放弃"！少食、断食就是一种以退为进的智慧生活方式，短暂的停顿是为了更好的前行，短暂的舍弃则是为了更有效的摄取。在饱食与强食的当下，吃得少一点儿，健康多一点儿。

（十）注意肛门的健康与卫生。长期便秘可能会导致痔疮或肛裂，许多人长期受到这两种病患的折磨，苦不堪言。如果患有痔疮或肛裂，不能把治愈的希望全部寄托在药物或手术上，只要从现在开始调整饮食结构，就都不算晚；即使靠药物或手术治愈了痔疮或肛裂，也需要饮食调整的必要维护，否则时间长了复发的可能性很高。痔疮或肛裂患者，每次便便的时候要尽可能地舒缓自己，放松心情。因为痔疮或肛裂往往有便血的症状，应仔细分辨出血究竟是痔疮或肛裂造成的还是直肠等出血造成的，如果是新鲜血液、颜色鲜红或是往下滴的话，可能是痔疮或肛裂造成的，如果是直肠癌导致的出血一般与大便混合，不新鲜、呈暗红色，有腥臭味。当然，这只是复杂的表象之一，并不一定就能准确对应，内痔的早期出血与直肠癌早期出血往往也较相似。所以，如果便便出血，一定要引起高度的重视，仔细分辨，及时到专业医院诊治，请专业医生判断出血的来源以及是否需要手术。如果便便出血，最好每次便后及时用清水冲洗或用温水浸泡肛门，养成卫生习惯；如果使用消毒湿巾擦拭肛门出血部位，要注意消毒湿巾是否适宜自己使用，消毒湿巾擦拭虽有消毒作用，但是往往有导致伤口不易愈合的副作用。每次便便之后，养成提肛的良好习惯，收缩肛门一二十次，经常提肛可以增强肛门肌肉的机能。

（十一）调整压力，放松心情。除去吃之外，压力与焦虑也是导致便秘的重要因素。现代人生活节奏快，整天行色匆匆，早上为了上班，上班中为了工作常常有意压抑便意，长此以往，就非常容易导致便秘；还有生活压力、工作压力大，会让人心情焦虑、精神紧张，也会导致便秘。所以，要想打造完美的便便，除去饮食结构的调整之外，对生活方式的调整也至关重要。要学会放松自己的身心，懂得适当放弃一些东西，学会放慢自己的脚步，适当的慢生活对于便秘的调理具有十分积极的意义。我自己就有这样的切身感受，在城里工作压力大，经常便便不能按时而至，但是如果回老家一放松，便便问题往往就迎刃而解了。

导致便秘的因素表面看起来纷繁复杂，实质上就是饮食和压力的问题，只要从现在起注意自己饮食结构和生活方式的调整，就必有希望。

完美的便便在很大程度上意味着健康的身心，每天畅顺地拉出便便能带来身心的轻松愉悦，便便每天都给我们带来来自身体的"书信"。让我们每一天认真地阅读好这封"书信"，解读出是否有排便感以及便便颜色、形状、味道、软硬程度所带来的信息，每天带着一份惊喜、感恩和宠爱，打造属于自己的完美便便！

第三节 皮肤过敏的自我调养

一、药物治疗过敏实为下策

许多人都曾有过皮肤过敏的症状，部位不一，或轻或重。导致皮肤过敏的原因非常复杂，有饮食的、压力的、环境的原因，也有对花粉等外来物质的反应，还有自身体质的原因等等，不一而足，不仅一般难以确切诊断，而且不管是小病还是大病，大多很难调治，屡有反复，且反应程度会越来越强烈。

从小我小腿弯部就有过敏症状，瘙痒难忍，经常自己抓破流血了才觉得舒服。后来到北方工作，过敏症状自然消失，后来才知道这种过敏是南方空气湿度过大所致。手臂关节处原先也有皮肤过敏症状，从开始痒到自己把它调理好，差不多持续了十多年的时间，虽然只是小病，每每痒得受不了就上医院开药，然后又发作再上医院，屡屡反复，去了好多家著名综合医院和专业医院，抹了各类药膏，可是仍然难以治愈，小疾病造成了心理大问题。

目前治疗皮肤过敏，大都会用涂抹的药膏，这类药膏一般都是肾上腺激素类药物，长期涂抹会导致皮肤色素沉积；也有吃治疗过敏药物的，这种药物只是会降低身体免疫系统对皮肤瘙痒的反应，并不是治愈了皮肤过敏本身，而且还会导致晕眩、身体灵敏度下降、嗜睡等较为强烈的副作用。

治疗皮肤过敏的过程中，通过药物有时也能抑制住瘙痒，但往往都是缓兵之策，如果身体的内外环境不改观，体内外毒素还是会通过其他途径排出和表现，并且症状会愈演愈烈。

造成过敏的原因大致有四：一是身体自身气血不足，这主要见于中老年人；二是受到了寒气所侵，体内的热与外界的寒交锋也会引起皮肤瘙痒难当；三是对某些物质过敏，如花粉、麦麸、牛奶、鸡蛋、坚果、海鲜以及洗衣机中常年积累的霉菌等；四是体内毒素积累过多。后两种是目前常见过敏的主要原因。人体疾病的产生不是一蹴而就的，都有一个渐进的过程，同样遵循由量变到质变的规律。当吃喝不当，运动不足，压力大，体内毒素积累到一定阶段时，就会通过便便、皮肤等排泄出来，其实，这也正是身体神奇自愈力的表现。皮肤瘙痒，就是身体想将体内毒素排出身体的过程，所以，如果这个时候用药物抑制了瘙痒等症状，其实也就是抑制了身体排毒的过程。由此可见，过敏发生时是涂抹过敏药还是消除过敏源呢？显然，用药物来抑制皮肤过敏的反应，只是治标而已，并非治本的上上之策。

二、过敏自我调养的十条上策

皮肤过敏是身体排毒的最初表现，应高度重视皮肤过敏，不只注重对瘙痒等过敏症状的控制，更要反思饮食结构和生活方式的问题，以此为切入口，控制身体状况的进一步恶化。皮肤出现瘙痒等过敏症状，意味着身体内部出现了问题。治疗不能只看到把瘙痒等症状止住了就是治好了，那只是表象，还要继续进行日常生活的自我调养，这样才能收到长期的治本之效。

如果深受皮肤过敏疾患的困扰，可以尝试以下日常调养途径：

（一）转变饮食结构，施行以新鲜素食为主的饮食。肉蛋奶吃得多，饮食过度，经常饱食、强食，再加之受到排泄不畅等因素的影响，这些都会造成体内毒素积累过多，导致身体出现各种过敏症状。再者，肉蛋奶吃得多，就等同于吃了相当数量的激素、重金属与抗生素，这也可能会引起过敏。牛奶和鸡蛋还是最常见的过敏原。故此，把嘴巴管住、管好，食用新鲜素食可以称得上是皮肤过敏最根本的调整措施之一。减少肉蛋奶的摄入，选吃新鲜蔬果，简单加工为佳；主食改吃五谷杂粮；努力控制烟酒；在少食的前提下多喝点儿苹果胡萝卜等果蔬汁。做到这些，就可以增加维生素、矿物质和膳食纤维，疏通肠道，进行有效排毒，从而逐渐减轻和消除过敏症状。如果身患过敏、肥胖、"三高"等疾患，或食用奶制品后出现腹胀、腹痛、腹泻、口气大等症状，请马上"断奶"试试。

使用好油，控制油炸食品和各类精加工食品的摄入；油是身体运化的介质，粗制橄榄油、亚麻籽油等能有效增强身体的运化能力。

（二）身体除湿。如果体内湿气过重，湿毒也会造成皮肤瘙痒。体内有无湿毒最简单的判断方法就是看排出的便便是否粘马桶壁，如果粘，这往往表明体内湿气过重。这时可以喝一点儿山药莲子薏仁芡实粥或红豆薏仁汤，还可以艾灸，泡泡热水澡，蒸蒸桑拿，出出汗，这对身体祛湿也有一定效果。

（三）少吃或不吃白糖。白糖是导致皮肤瘙痒的一些微生物最喜欢的食物之一，如阴部皮肤瘙痒症状，有时减少白糖摄入即可有效缓解瘙痒症状。如果难以控制对甜的欲望，可选用果糖代替。

（四）补充益生菌和益生元。肠道菌群失衡，是导致过敏的重要原因之一。肠道是人体最大的免疫系统，但是往往被忽略，人们胡吃海塞、过食、饱食，以及滥用抗生素，往胃肠道塞入了过多的东西，许多过敏都是由于肠道因饮食不当、压力、便秘等因素受到了伤害，出了问题，这时补充益生菌和益生元能有效增殖肠道中有益菌的含量，修补肠道系统，增强其免疫力，从而增强身体的抗过敏能力。

（五）适量运动。身体出现过敏反应往往对应副交感神经活动活跃，其原因主要在于生活过于安逸或是运动不足，导致体内循环变弱，代谢能力下降，花粉、毒素等过敏物质难以排出从而引发皮肤瘙痒，所以，应每天坚持适当的有氧运动（如快步走），加强体内循环，增强身体排毒能力。

（六）有条件的话，经常用温水泡澡。泡澡以水温约45℃为宜，或者是使用艾蒿水泡澡，提升体温，强化身体的代谢能力。体温低是当代人常见的问题，体温下降，代谢能力也相应下降，这时体内毒素的外排就会受到影响。

（七）皮肤护理应秉持简单的原则，避免使用过多添加的化妆品。尽可能使用少添加或是食品级产品进行皮肤护理，例如：可以使用橄榄油进行皮肤护理，选购一些自然素材为主的香皂、化妆品等。在秋冬干燥寒冷季节，如果皮肤干燥，可以用手搓热，然后滴上几滴橄榄油，轻柔面部，最后用热毛巾热敷一下，可以说非常安全健康经济适用有效。

（八）每天适当地接受阳光照射，利用紫外线为皮肤杀杀菌，并增强身体的阳气。日常生活用品要干净卫生，经常把被褥、枕头等拿出去晒晒太阳。

（九）适当少食和断食。身体消化吸收和排泄是一个动态系统，通过适当少食和断食，能增强身体的排泄功能，促进体内毒素的排出。身体健康的前提下，可以实行简单的清水断食或果蔬断食，半日断食适合于普通人的日常施行，也可以每隔一定的时间就进行为期半天或一天的清水断食或果蔬断食，当然，要做好前后的准备工作，断食前应逐渐减少饮食，断食后的复食应逐渐增加饮食。清水断食是治疗皮肤过敏最有效的方法之一。稍长时间的清水断食，应在专业人士的指导下进行。

（十）适当减压。压力大会导致免疫力下降，皮肤可能会出现瘙痒症状。应调控心情，懂得将欲求适当放下，懂得将脚步适当放慢，善于从生活中找寻快乐，发现自我价值，享受生活，知足常乐。

皮肤过敏的调理是一个长期而艰巨的过程，会屡有反复，要从根本上调理好皮肤过敏，实际上最好的医生就是自己，要切实调整饮食结构和生活方式；对治疗过程要有一定的预期，能应对一定的瘙痒症状，不要稍微痒点儿就上药，有时候，调整过程中的反复是体内不断深层排毒的外在表现，是体内内环境不断好转的前期反应；要树立通过饮食和生活调理好皮肤过敏的信心和决心。

疑难的皮肤过敏病症，应到有条件医院的变态反应科或皮肤科做过敏原的化验，看看身体到底对什么过敏，然后再尽量避免这一因素，例如：如果春秋季对本地某种花粉过敏，那么到了春秋季就可以到外地暂避一下，这样就不需要盲目吃药而损伤身体的免疫力；如果对某种食材过敏（如海鲜、坚果、花生、麦麸、牛奶、鸡蛋以及一些餐厅秘制的香料或卤汁、咖喱等），则应少吃或不吃；如果是家里洗衣机长期没有清洁，霉菌等会增多，洗出来的衣物也可能导致皮肤过敏，这时就要定期地清洗洗衣机。如果皮肤过敏症状严重，瘙痒难当，还是要到专业医院进行诊疗，适时用药物加以控制症状，逐渐配合饮食结构和生活方式进行综合调理，达到治本的目的。

第四节　富贵病的日常调理

一、为什么会得富贵病

生活条件才好起来没有多少年，可是现在许多人都已经受到了"三高"、脂肪肝、便秘、肥胖等多种富贵病的严重困扰，基本上大部分人都有不同程度的症状。我自己曾经就是这样一个患者，长期喜欢吃肉，每餐肉食为主，而且多吃，到点强吃，不饿也吃，原先觉得每周做一两次剧烈运动就行，可是渐渐地，血压、血脂、尿酸等都出现了问题，富贵病就这样慢慢地吃了出来。富贵病患虽然看起来吃得多，肉多、白米多，但是营养却不全面，维生素、矿物质与非常重要的膳食纤维还有酶等摄入远远不足。

运动不足、体温偏低、肉吃得多、糖分摄入过量以及长期的饱食、过食，是导致肥胖、高血压、高脂血、糖尿病等富贵病患的主因，也是导致恶性肿瘤与癌症等重大疾病的重要原因。身体内的糖分不只来自于直接吃的白糖，摄入大量白米饭、饮料等碳水化合物也会增加体内糖分的含量，综合起来也会造成过量。

归根到底，富贵病还是吃出了问题，形象地说，就是吃得多了，吃得不对。应转变饮食结构，以新鲜素食为主，逐渐减少肉蛋奶的摄入；如果不反思饮食结构的问题，不从饮食结构上进行切实的改变和调整，就难以从根本上治疗好富贵病，否则，只能长期依赖药物来控制身体"三高"等症状，药物还可能造成新的危机；乖乖吃药，绝不等于就是万事大吉。一边在大鱼大肉、胡吃海塞，过食饱食，另一边在吃药或采取搭桥手术以控制"三高"等症状，药物和手术的作用不过是在扩张血管，要知道血管的弹性终归是有限度的，持续地大鱼大肉、胡吃海塞下去，随着吃的药物不断增多，血管终有可能会出现破裂的情况，这时就会出现中风、心肌梗死等严重症状，一旦发生后悔莫及，甚至没有后悔的机会。我一个朋友 Z 君，约 35 岁开始患上富贵病，2016 年是 54 岁，每年用于血压、血脂等疾患的医药费从刚开始的几十元、几百元已经上升到现在的两万多元，医药费尚可以承受，而疾病缠身带来的焦虑、无助、巨大身心压力等则是无法计算和衡量的；再者，药物的副作用还会不断累积，对身体的伤害也不断增加，药物在维持身体指标的同时也在"制造"着身体新的危机。

可以用下面这个公式来计算一下自己是否超重：

身体质量指数 BMI = 体重 ÷（身高 × 身高）

体重单位为公斤（kg），身高单位为米（m）。2013 年中国成人体重判定标准 ≥ 24 即过重，≥ 28 为肥胖。

也可以用下面这个公式来计算自己是否超重：

标准体重 =（身高 × 身高）×22

标准体重上下浮动 5 公斤均为正常范围。

我们是否敢问一下自己：我们超重了吗？如果超重了，就要注意自己是否吃喝得太多了。吃得过多，吃得过饱，有色饮料与含糖饮料喝得太多，特别是晚餐吃得多，吃得不易消化，忽视每一口饮食与自身健康的关系，不懂自我节制和控制饮食，不需要多长时间，富贵病就能"吃"出来。君不见，超重和肥胖现象已然遍布城乡，大人孩子概莫能免，且趋势不断增强。据统计，我国每4个成年人中，就有1人超重。肥胖会导致脑中风、高血压、脂肪肝、糖尿病、心脏病、胆结石、关节炎、通风、睡眠呼吸暂停综合征、内分泌异常、肿瘤、癌症等多种疾病。根据 The New England Journal of Medicine 的一项研究显示：超重人群中至少有14种不同类型癌症的死亡率更高；总体而言，与正常体重的人相比，体重超重的人死于癌症的可能性高过50%。肥胖已经成为威胁人类健康和生活满意度的最大敌人。

二、富贵病真的要终身吃药吗

富贵病主要还是吃出来的，当血压、血脂、脂肪肝等症状较为严重时，确实需要依靠药物来控制症状，控制疾病的进一步发展，但是，这也绝不表明一旦患上高血压等各种富贵病就要"终身吃药"。在一些医生和许多患者的意识中，确实存在有一种误解或是偏见，那就是患上高血压等慢性疾病了，不仅要吃药，而且有些还要终身吃药。一些医生在临床中也会这样告诉患者，患者不仅因此背上沉重的心理和经济负担，并且还要长期承受药品带来的毒副作用。想过没有，当我们遇到一位让我们终身吃药的医生，他是否值得我们完全信赖？而作为病患，我们是不是一些医生喜欢的"肥羊患者"？我们是否需要为自己吃药设下一个期限？就拿高血压来说，其病因有遗传、食盐过多、吸烟、肥胖、酗酒、缺乏运动以及精神压力等，按照病因来对症治疗，爱吃咸口的吃得清淡一些，抽烟的戒烟，肥胖的就少食、素食，喝酒多的少饮酒或是不饮酒了，运动不足的适量运动，精神压力大的自我舒缓一下，真的不是每位患者都需要终身吃药的。

自己是自己最好的医生，作为一名富贵病的病患，不能只是被动地等着上医院，要主动反思造成自己身体疾患的主要原因，只要能管控住自己的嘴巴，能迈开自己的双腿，都可以尝试从饮食结构和生活方式两方面入手来进行积极地调整，把握自己身心健康的主动权，逐渐减少用药量，通过药物、食物与身体自愈能力的有机结合，来亲身打破所谓高血压等要"终身吃药"的"魔咒"，走出一条属于自己的健康之路来，同时也减少去医院的次数和医疗的费用。因为身患高血压、高脂血、脂肪肝、便秘、肥胖等多种富贵病症，我也较长时间地吃过降压、降脂、通便等多种药物，正是感觉到不能长期这样地服用药物，才毅然管控住嘴巴，主动从饮食结构和生活方式入手进行了积极的调整，并很快就收到了良好的效果。从 2010 年春节开始实施素食为主的饮食，转吃粗粮，不到一年时间就轻松地甩掉了 30 多公斤的体重，血压、血脂、脂肪肝、便秘等多种症状或指标也先后逐渐向正常状态好转。以体检的主要指标甘油三酯为例，甘油三酯的参考值为 <1.7mmol/L，2002 年 9 月我的体检值为 2.72mmol/L，大大超标；通过吃药和每周定时的运动，在 2009 年 6 月的体检值为 1.28mmol/L；从 2010 年春节开始实施素食为主转吃五谷杂粮的饮食结构，2010 年 6 月的体检值下降为 0.7mmol/L，2012 年 5 月体检值则维持到 0.63mmol/L。尿酸也从 2009 年 6 月的体检值 414μmol/L（参考值为 155～428μmol/L），下降到 2012 年 5 月的 308μmol/L。

依赖消炎、通便、降脂、降压与止痒等药物，吃药后身体感觉略有好转了（这只是止住了疾病的表面症状而已，而绝非治愈），然后又开始胡吃海喝，待身体又出现病痛症状后，然后再去医院就诊。身体状况会越来越差。大部分富贵病患都陷入了这种恶性循环之中。无论是医生还是作为患者，我们都不能只相信吃大把的药才是对健康有益的，也不要养成上医院不开点儿药就不甘心的观念或习惯。《千金方·食治》中，"仲景曰：人体平和，惟须好将养，勿妄服药。药势偏有所助，令人脏气不平，易受外患。"是药三分毒，如果把自己的健康非得寄托在药物上，那健康就会逐渐离我们远去的。20世纪五六十年代曾经用于孕妇妊娠早期止吐的药物反应停，导致全球产生1万多名没有臂和腿而手和脚直接长在躯干上的"海豹儿"。（史志诚，2006）据统计，我国每年因药物不良反应而住院的病人多达250万人；每年约20万人因药物不良反应而死亡（我国交通事故每年死亡约10万人），其中死于滥用抗生素的占到40%。（曾利明，2011）我国每年因为抗生素不良反应而死亡的人数是8万～10万人，间接死亡的是50万人。（张克镇，2016）

当然，只要不造假，药物本身并无什么罪过，要论罪过，罪在一味开药的医生、医院和盲目迷信药物并非得吃药不可的病人自己。《黄帝内经·素问·五常政大论》中，"帝曰：有毒无毒，服有约乎？岐伯曰：病有久新，方有大小，有毒无毒，固宜常制矣。大毒治病，十去其六；常毒治病，十去其七；小毒治病，十去其八；无毒治病，十去其九。谷肉果菜，食养尽之，无使过之，伤其正也。"如果使用药性猛烈的药物治病，病好到六成就不能再服；如果使用药性平和的药物治病，病好到九成就不能再服，然后通过食疗的途径，来保养身体。药物的毒副作用，不可不慎。

1973年、1983年，以色列全国医生两次大罢工，死亡率都相应地下降了50%；1976年，哥伦比亚的堡高塔市的医生罢工了52天，当地的死亡率下降了35%。医院停业，医生罢工，大部分人可能会想看不了病了，死亡率会加剧上升，可是情况却恰恰相反。从这个事件中，我们每个人都可以好好反思，是不是有些发挥得过了，反而对健康产生了负面的效应。美国的医学先知门德尔松在其《现代医疗评判》中曾经尖锐地指出："我们大家正处于一种危险境地，90%毫无用处的现代医学正处心积虑地想杀死我们。……我相信，如果90%的现代医学从地球上消失，即90%以上的医生、医院、药物和医疗设备能从地球上消失，那么，这马上就会大大地增进我们的健康。"这话也许是说得有些偏激了，但是从他的言语中我们不难体会出门德尔松对于健康的关注以及对于医生、医院、药物和医疗设备的深刻反思与自我批判。世界卫生组织的数据显示，全球的病人有三分之一是死于不合理用药，三分之一死于医源性事故，三分之一死于疾病本身。三分之二死于被药死和被治死。面对这个数据，不知道能做何感想？

实际上，除去药物能起到治病的作用之外，起居饮食也是完全可以治病的，我们千万不可以忽视。90% 的疾病都是饮食与生活方式病（冈本裕，2013）（见表 3-5），许多疾病通过调整饮食结构与改变生活方式，可以实现自愈。《寿世青编》中指出："五谷为养，五果为助，血气调和，长有天命。何况今人忽（作者注：指忽略）而不讲，惟知药可治病，不知饮食起居之间，能自省察，得以却疾延年也。古人食治之方，良有深意，卫生者鉴之。"我们不能只知道药物可以治病，却忽视了饮食起居对疾病预防与治疗所能起到的重要作用，我们一定要经常反思我们思维的偏执与对医疗的异化甚至神话。

表 3-5　疾病分类及其应对措施

	真正的疾病	饮食与生活方式病
病名	意外伤害（重伤）、缺血性心脏病（狭心症或心肌梗死）、先天性心脏病、严重心律不齐、脑血管疾病（脑出血、脑中风、蜘蛛膜下腔出血）、神经变异疾病、癌症、小儿癌症、Ⅰ型糖尿病、自体免疫疾病、遗传基因异常等。	高血压、Ⅱ型糖尿病、高脂血、肥胖症、新陈代谢症候群、痛风、腰痛、便秘、忧郁、失眠、气喘、过敏、异位性皮肤病等。某些癌症主要也是饮食与生活方式病。
治疗途径	靠患者自己的力量没办法痊愈。占比不到 10%。此类疾病很少遇到。	通过调整饮食结构与改变生活方式，可以自愈。约占比 90%。到医院看病的也主要是此类患者。
手段评估	评估后果，只要利大于弊，就要吃药或手术。	吃不吃药细细思量，调整饮食与改变生活方式则是无副作用的良方。

假如身患 II 型糖尿病，是吃药还是进行饮食与生活方式的调整与改变呢？两相对比，孰优孰劣一看便知（见表 3-6）。但是，我遇到好多位 II 型糖尿病患者，是宁愿相信药物也不相信饮食与生活方式调整的作用，饭前在腰部打上一针胰岛素，照吃照喝，大杯喝酒，大块吃肉，吃得饱饱胀胀的，还美其名曰打针能降低身体分泌胰岛素的负担，对身体有好处。这些事例让人屡屡感到向公众普及疾病预防知识是多么重要和紧迫。许多 II 型糖尿病患者都不愿去尝试饮食的调整与生活方式的改变，往往宁愿饮鸩止渴。

表 3-6　假如身患 II 型糖尿病

吃药	饮食与生活调整
吃降血糖的药—追加降血压的药物—建议打胰岛素—接受器官移植。	少吃或不吃甜食，减重，适量运动，素食，多食新鲜蔬果；放慢生活节奏，自我减压。
大多患者更愿意依赖药物，把希望寄托于药物；吃药后就觉得病好了，照样瞎吃瞎喝，胡吃海喝；最后离不开药物。患者看似不需多少付出，吃药即可，但是后患无穷。	患者大都不愿去尝试饮食的调整与生活方式的改变，虽然逐渐能不吃或少吃药物，并实现自愈，但需要患者毅力和自觉性、执行力。更多的患者往往宁愿饮鸩止渴。

在疾病面前，预防永远是治疗疾病的良方。北宋哲学家邵雍有诗云："爽口物多终作疾，快心事过必为殃。知君病后能服药，不若病前能自防。"作为一名病患，我们是否思考和怀疑过以下问题呢：有病就要看医生吗？有病就得吃药吗？有些病要吃好几种药吗？有些病要吃一辈子的药吗？去医院不拿点儿药不甘心吗？医生只给开药做检查，问过我的饮食起居了吗？医生开的药就能安心地吃吗？特效药"特效"背后的毒副作用告诉我了吗？

在日常的疾病治疗与预防之中，我们要学会善用"不药之药"，肚子胀了，少吃一点儿或不吃就是药，而不是非得去服用健胃消食助消化或是增强胃动力的药物；饿了，吃饭就是药；渴了，喝水就是药；饮酒伤身了，不饮酒就是药；夏天热了，到阴凉的地方就是药；

冬天寒冷了，去晒太阳就是药。《养生三要·病家须知》有云："有有病素不服药者，不为无见。但须得知病从何来，当从何去，便是药饵。如饥则食，食即药也；不饥则不食，不食即药也。渴则饮，饮即药也；不渴则不饮，不饮即药也。恶风知伤风，避风便是药；恶酒知伤酒，戒酒便是药。逸可以治劳，静可以治躁，处阴以却暑，就燠以胜寒，衰于精者寡以欲，耗于气者守以默，怯于神者绝以思。无非对病药也，人惟不自知耳。"

三、富贵病患的三餐怎么吃

古人说过"早上要吃好、中午要吃饱、晚上要吃少"，这是古人总结的养生智慧。对于富贵病患来说，如何借鉴呢？那就是要处理好三餐特别是早晚餐的关系，"早上要吃好"这是有前提的，那就是"晚上要吃少"，晚上吃得少，早上才会感觉到饥饿，这时才在早上要吃好；现在许多人，到了早上就吃，也不管饿与不饿，只是为了到点吃饭，为了习惯而吃饭，这就是强吃。"晚上要吃少"，对古人可以，但是在现代社会对许多人而言却成了一个难题，晚上一般都是正餐，应酬一般也大多是在晚餐，所以，晚餐经常会吃得多，吃得过饱。在晚餐过食、饱食的前提下，身体摄入的能量过多，然后就上床睡觉，不仅休息不好，而且必然会在身体内堆积营养和废物，造成身宽体胖，连带血管中的各项指标也逐渐不正常起来。所以，对于富贵病患而言，如果早上不饿，早餐最好不吃传统的饭食，施行半日断食，早上喝一杯苹果胡萝卜汁或是生姜红茶，既提供身体需要的能量，又能使身体肠胃得到充分的休息，身体会感谢我们的明智决定。无论是早餐中餐还是晚餐，都尽量做到不饿不吃，身体不发出饥饿的信号，就不要摄入食物来加重身体的负担，要学会倾听身体的呼唤，真正地为身体而吃而不是为了习惯而吃。之所以患有富贵症状，主要就是长期饮食出了问题，要适当少吃，切实管住自己的嘴巴，控制住对食物的强烈欲望。

2010 年春节之前，我是通过药物来控制自己的各种富贵病症，可是屡屡反复。从 2010 年春节起，我开始从饮食入手调理自己的富贵病症，从三餐入手，吃新鲜的蔬果和五谷杂粮，少食和不吃肉食，短短一年的时间，身体指标全线向正常好转，我体会到了饮食结构与生活方式调整与改变带给自己的巨大益处。

以下是我进行饮食结构调整前后的部分食谱，以供参考（以下"+"表示可选之意）：

早餐：果蔬泥（水果 + 生菜 + 豆芽等搅拌而成）或苹果胡萝卜汁（一个苹果 + 两个胡萝卜榨汁而成）或生姜红茶（生姜片 + 红茶泡制而成）+ 豆浆（黄豆 + 鹰嘴豆 + 小米 + 黑豆 + 黑米 + 黑芝麻 + 枸杞 + 枣等自制)+ 自制全麦饼或玉米饼或全麦素馅包子 + 玉米果蔬沙拉（玉米 + 蔬果粒，但绝不放沙拉酱）。随机安排，感觉饿了才吃饼或沙拉。

中餐：胡萝卜 + 萝卜 + 土豆 + 糙米豆饭或五谷豆饭或荞麦饭或全麦面或自制全麦馒头 + 味噌汤 + 豆腐 + 红薯 + 其他蔬菜 + 苹果 + 梨。以上食材根据情况随机搭配。中午蔬菜有时选择能生吃的，这样带到单位吃得方便。胡萝卜或萝卜、土豆等是与五谷饭一起蒸煮的，在前一天晚上预约煮米饭的时候，糙米与豆类等洗净放入电饭锅里浸泡，同时把胡萝卜或萝卜、土豆等切丁同时放到屉上，待早晨熟后用橄榄油搅拌好盛入保温饭盒带到单位以备中午食用。

晚餐：各种时令蔬菜 + 一点儿肉食 + 二米饭 + 糙米饭 + 糙米粥。晚餐要考虑到家人的饮食问题，兼顾家人的饮食习惯，所以有些肉菜，但是我吃得很少；二米饭主要用白米和小米或大黄米等搭配而成；有时候也使用糙米搭配白米蒸煮。这样对全家的饮食习惯都能兼顾到。

现在的饮食安全形势较为严峻，为了吃得放心，吃得安心，吃得健康，最好尽量在家吃。在家做饭，能够控制食材和添加剂的使用，在家吃当然也不能图方便而经常吃方便面、面包与其他含有多种添加剂的速冻与精加工食品、饮料。

当然，人是社会的人，应酬不可避免，这就要处理好在家吃与在外吃的关系。不管在哪儿吃，都不要过于拘泥，不要斤斤计较于摄入了多少卡路里，只要把握总体原则大体不差就行，以精神放松为宜。即使外出就餐，也就随意一些、轻松一些，不必过于在意吃的内容，不要让请客的人难堪，因为吃的是文化，吃的是心情，吃的是感情，只是吃的时候自己注意分寸、把握适度就行；再说，偶尔地吃些不好的食物也是给身体以免疫性训练，也有其积极的意义。但是，毕竟在家吃的时间多，为了自己与家人的健康，一定要切实注意饮食的调整，在家吃出开心，吃出健康的身心来。

一日三餐，都要注意饮食有度。不要吃得太饱，不饿不吃，但也不要饿得太饥才吃；饿至七八分，饱也至七八分，这样才能安养脾胃。《老老恒言·卷一》指出："勿极饥而食，食不过饱；勿极渴而饮，饮不过多。但使腹不空虚，则冲和之气沦浃肌髓。……凡食总以少为有益，脾易磨运，乃化精液，否则极补之物，多食反至受伤，故曰少食以安脾也。"

保持适度的饥饿，将有利于激发身体内细胞的自噬作用，健康就会多一些。但在饱食、强食的时代，整体的生活条件都还不错，面对唾手可及的食物，把自己吃得七八分饱，也是一件很难的事情，需要强大的持续的毅力与智慧才能够做到，这也是一种修行。想吃到的食物越多，则往往失去的健康也会更多，这就是生活的辩证法，不服不行。

四、富贵病患调理的关键是什么

对于富贵病人的健康而言，药物对于控制过高、过急的心脑血管症状来说是不可或缺的，这毫无疑问。但是从长远来看，对于要获得

生命由自己把握

一个健康而快乐的身心而言，日常的饮食结构和生活方式调整才最为关键，这种作用是细微而缓慢的，并且要通过日积月累才能发挥出巨大的效应来。要注重从现在做起的点滴改变，切实选择不同的饮食结构和生活方式，从而找到拯救自己，关爱他人，珍惜地球生态环境的吃的、活的新方式来，把生命把握在自己的手中，自己打造自己的健康身心，不能等到由量变到质变需要采取手术了才悔之晚矣。

有些人认为有些富贵病具有遗传性，这还存在着争论。但是即便如此，遗传因素也要通过后天的饮食与生活方式来得到展现，来放大或是缩小；在心理上不能抱有因为是遗传的所以只能依靠药物作用的依赖心理，而放弃在饮食结构和生活方式两方面的主动的、后天性的调整。对于大部分富贵疾病而言，完全可以自己试着通过调整饮食结构与生活方式来获得更好的治疗效果。

不要把自己的身体健康完全扔给医院和医生，不要把对食物质量的把关完全扔给商场和商家，勇于承担起属于自己的责任，尽可能学会明辨食物的伪劣与真假，从简单的饮食调整开始，选择自己每一天餐桌上的食物，新鲜素食为主，少食为辅，认真选择每一天入口的每一道食物。吃得少一点儿、吃得素一点儿，受到伪劣食物危害的可能性就会低一点儿，每一个人都可以做到！是走向疾病还是远离疾病，主动权就完全操控在自己的手中，健康身心的未来也大部分掌握在自己的手中，生命是可以由自己把握的。

在食品选择方面，以常见的方便面和有色饮料、含糖饮料为例。应注意方便面、有色饮料、含糖饮料的摄取问题，不要把方便面常当饭吃，不要把有色饮料、含糖饮料常当水喝。可以来算算方便面和有色饮料的账，看看可以解读出哪些普通人平常难以关注到的信息。以随机在超市中购买的某品牌桶装方便面（105克）和橙汁（450毫升）为例，二者配料和营养成分如下：

方便面面饼配料：小麦粉，精炼植物油，淀粉，食用盐，谷朊粉，谷氨酸钠，碳酸钾，碳酸钠，三聚磷酸钠，焦磷酸钠，六偏磷酸钠等。

方便面调味粉菜包配料：食用盐，谷氨酸钠，牛肉粉（牛肉、牛骨抽提物、食用牛油、麦芽糊精、谷氨酸钠、食用香精、焦糖色），牛骨汤粉（牛骨、食用盐、麦芽糊精）、水解植物蛋白等。

方便面高汤包配料：精制牛油，牛骨高汤（牛骨抽提物、牛油、食用盐），辣椒粉，花椒粉，香辛料，辣椒红，大豆色拉油，芝麻油等。

方便面营养成分（每100克）：能量1912千焦，蛋白质8.1克，脂肪21克，碳水化合物55克，钠2.2克。

橙汁配料：水，白砂糖，橙浓缩汁，柠檬酸、苹果酸、柠檬酸钠、维生素C、D–异抗坏血酸钠等食品添加剂。

橙汁营养成分（每100毫升）：能量185千焦，蛋白质、脂肪0克，碳水化合物12.2克，钠15毫克。

作为普通消费者，这些方便面面饼、调味料和高汤以及橙汁的配料肯定是看不懂的，也不明白它们究竟是通过怎样的生产工艺加工而成，总之很复杂，配料很多；但是从方便面营养成分表中可以看出，吃一包面饼加配料重105克的方便面，就相当于吃了21克的油脂；面条的碳水化合物含量一般在每百克24.3克（富强粉、煮）～59.5克（标准粉、切面），所以，吃一包面饼重85克的方便面，吃的白砂糖克数就约等于34.345克，食盐克数等于5.588克。如此，吃一包面饼加配料重105克的方便面，就相当于一下子轻易地吃进去了20多克油、30多克白糖和约6克盐。而中国营养学会建议的我国青少年和成人每日食盐摄入量分别只为4克和6克。从橙汁营养成分表中可以看出，100毫升含有碳水化合物12.2克，一瓶橙汁的重量是450毫升，如此，就约含有白砂糖54.9克，喝一瓶橙汁就相当于吃进去50多克的白糖。

从超市购买的另一瓶乳酸菌饮料（435 毫升）显示，其营养成分表标注 100 毫升中含有碳水化合物 16.2 克，那么喝一瓶该饮料，就相当于约喝下去 70.47 克的糖。虽然饮料是"零脂肪"，这也是令许多消费者眼睛一亮的东西，但是一下子吃下去那么多的糖，这个能量可曾想到过？

再来举一个调味酱包的例子，我们在吃蔬菜沙拉的时候经常会挤出一些来调味，味道虽然不错但是成分也不简单，由植物油、高浓度番茄汁、白砂糖、鸡蛋、水、食醋、酸黄瓜（黄瓜、水、白砂糖、胡椒、月桂叶、芥末籽、洋葱、食盐、食用醋酸）、洋葱、柠檬汁（白砂糖、复原柠檬汁、苹果汁、葡萄汁、食用香精、酸度调节剂、增稠剂、防腐剂、维生素 C、着色剂、饮料浑浊剂）、味精以及羟丙基二淀粉磷酸酯、黄原胶、柠檬酸、山梨酸钾、乙二胺四乙酸二钠等食品添加剂混合加工而成；加工原料为转基因大豆。

关于含糖饮料的危害，Circulation 杂志的一篇文章评估指出：全球范围内，成人平均每天饮用含糖饮料 0.58 份；每年导致约 18.4 万人死亡。（Gitanjali M. Singh 等，2015）

从上面这些可以看出，这些加工食品中含有许多种添加剂，普通消费者根本搞不清楚，盐、油、糖不同程度的超量，应急可以，尝尝味道可以，但是长期食用对健康的影响应引起自己的高度重视。生活的辩证法就是这样，好吃的东西未必就是对身体好的东西，不要被食物表面的色香味形所迷惑，要逐渐发现和欣赏食材的本味。嘴巴越喜欢的食物，身体反而越不喜欢。

当血压、血脂、脂肪肝、瘙痒、腰酸背痛、失眠等症状严重时，确实需要依靠药物来控制症状，减轻症状带来的身心压力，但是要管住自己的嘴巴，迈开自己的双腿，可以尝试从饮食结构和生活方式方面入手来进行积极地调整与改变，在饮食起居和心态上下功夫，把握自己身心健康的主动权，逐渐减少用药量，把身体作为一个整体，尊重与顺应它，实现药物、食物与身体自愈能力的有机结合，才是标本兼治的上上之策！《寿亲养老新书》指出，"宜先以食治，食治未愈，然后命药"，吃药只是最后的迫不得已的选择而已，而绝不是优选。对于富贵病患的调理，食疗才是"高明的药"！《千金方·食治》中云："安身之本，必资于食；救疾之速（作者注：指要务），必凭于药。不知食宜者，不足以存生也；不明药忌者，不能以除病也。斯之二事，有灵之所要也，若忽而不学，诚可悲夫。是故食能排邪而安脏腑，悦神爽志以资血气。若能用食平疴，释情遣疾者，可谓良工。长年饵老之奇法，极养生之术也。"

善养性者，善治未病之病，无论是对医者还是对普通老百姓来说都应如此，在还没有形成大的健康危机之前就化解掉它，这才是最高明的治疗，如此之人，也才称得上是高明的养性之人。心脑血管、过敏、糖尿病、痛风、乳腺增生、肿瘤、某些癌症等在内的各种富贵疾病，都是长期饮食结构、生活方式、压力、心理状况、生存环境等"因"综合作用的"果"。即使搭桥、切除等手术成功了，只是暂时性的针对"果"的措施；不重视"因"，不解除"因"的桎梏，症状非常可能反复，最终只能是"治标不治本"。

当然，调整饮食与改变生活方式，不必对自己过于苛求，不要成为自己的压力和负担，逐渐量力而行即可。

五、不能只看减肥的表象

对于身体肥胖、指标不正常的富贵病患而言，不要过于执迷于减肥，执迷于要把指标控制到正常范围这一个表面性的问题，而应主动反思自己在饮食和生活方面存在的问题，即是哪些原因导致自己出现了肥胖？应注重身心的整体调理，养成健康的饮食结构和生活方式，通过食物与健康关系这一切入点，处理好自己身体与食物的关系，处理好自己与地球环境的关系，心里充满对食物、对他人、对地球万物的爱与感恩。

不要为了减肥而剧烈运动、节食、吃药或是不吃，这样更容易暴饮暴食，即使有点儿效果，既损伤身体也非常容易引起反弹；要吃身体需要的东西，而不是只吃嘴巴想吃的东西。正确的减肥方法，是要减去多余的脂肪而不是必需的营养，在于养成正确的饮食结构和生活方式，从现在起选吃新鲜蔬果，改吃糙米等五谷杂粮，每天适量运动，学会适当减压，这样才能经历由量变到质变的渐进过程打造出健康的身心来，取得良好的减肥并健身的效果。

第五节　普通人宜食的营养保健品

随着现代人对健康日益重视，当下的保健品市场异常火爆，电视上的广告也喋喋不休地告诉人们可能缺这个缺那个，要补这个补那个。保健品的贡献不能否认，但是我们也要保持清醒的认识。单一保健品的功效不会优于食物的综合功效，并且保健品夸大功效与非法添加的现象也屡禁不止，保健品吃不好就是自己花钱在损害自己的健康，是在"自己作死"。另外，许多保健品价格也不菲，别说虫草燕窝鱼翅等这类高级品了，就连好一点儿的核桃、大枣、葡萄干、枸杞等也都成了令普通百姓望洋兴叹的"贵族食品"。

单一保健品的功效不会优于食物的综合功效。只有当身体出现某些与缺乏营养素相关的症状时，才可以适当补充，如长期炎症可以适量服用花粉、夜盲症补充维生素 A。多服功能性保健品（如雌激素），非但无益还会损害身体健康。尽可能通过合理的饮食，从食物与蔬果中补充缺乏的营养元素，而不轻易迷信广告的夸大宣传，盲目服用各类营养品，更不能把维生素片等功能性营养品当成每日必需品来吃（见表 3-7），否则对身体的健康反而有害。即使如酵素之类的自然发酵的营养品，也不宜久服，最好依赖身体的自身力量为佳。

表 3-7　维生素，"过犹不及"

种类	副作用
维生素 B	大剂量服用可出现烦躁、疲倦、食欲减退等；偶见皮肤潮红、瘙痒；尿液可能呈黄色。
维生素 C	短期内过量服用，会产生多尿、下痢、皮肤发疹等副作用；长期过量服用，可能导致结石；小儿生长时期过量服用，容易产生骨骼疾病；一次性摄入维生素 C 2500 ～ 5000 毫克以上时，可能会导致红细胞大量破裂，出现溶血等危重现象。
维生素 E	会导致静脉炎、肺栓塞、血脂肪过高等副作用；可能会增加前列腺癌的发病率。
维生素 B_{12}	可出现哮喘、荨麻疹、湿疹、面部浮肿、寒战等过敏反应，也可能相发神经兴奋、心前区痛和心悸。维生素 B_{12} 摄入过多还可导致叶酸缺乏。

作为普通人，可以常吃哪些质优价廉的营养补充品呢？下面这些，都值得尝试一二：

一、蜂蜜

蜂蜜最显著的功效就是滋润养颜、润肠通便了。早上起床一杯淡淡的蜂蜜水，能让人感受到生活中的丝丝甜蜜。蜂蜜一般价格不贵，每斤从十数元到数十元不等，当然，有些有机蜂蜜产品也贵到了一斤两三百元之多。蜂蜜有许多种类，如荆花蜜、枣花蜜、椴树蜜、槐花蜜、桂花蜜、黄连蜜、枇杷蜜、益母草蜜、枸杞蜜等，产于不同的季节，适合于不同的需求，要针对自己的实际情况来选购。如枸杞蜜能补肾益精、养肝明目、润肺止咳，荆花蜜能清风止痒养胃，益母草蜜则是妇科良药。在购买蜂蜜时，要注意避免买到假蜂蜜，假蜂蜜系用白糖以及各种添加剂调和而成，对身体有害。假蜂蜜表面看起来也较黏稠，但是往往遇水则融，并且有刺鼻味道。购买时切勿贪图一时便宜，应以质为先。

二、花粉

形象地说，花粉就是植物传宗接代的物质，是植物体的精华。花粉具有食疗和医疗的双重作用，号称"完全营养食品"，富含各类营养物质。常见的花粉有松花粉、油菜花粉、荷花粉等。前列腺炎可选吃油菜花粉，身体炎症与养颜护肝可选吃松花粉等。如果身体长期受到炎症的困扰，可以尝试选吃花粉。花粉价格也较适中，一般一瓶数十元到百元不等，可以食用约一个月时间。当然，选购花粉时也要注意产品品牌，伪劣花粉对身体有害。

三、含有益生菌的酸奶

肠道里面实际上就是一个菌群的王国，益生菌如果稍占"统治地位"，那么肠道就是一个良性的环境。对于可以食用奶制品的人来说，食用含有益生菌的酸奶，是补充体内益生菌的积极措施之一。当然，不能指望喝上一两杯酸奶就能达到补充益生菌的目的，而是在于一个较长的时间过程，每天喝一点儿，持续地喝；此外，要注意选择酸奶的品牌，现在奶制品质量问题不断，自己要提高警惕，选购声誉质量好的品牌。酸奶要注意冷藏贮存。

许多人食用牛奶会产生乳糖不耐症，长期过量食用牛奶等乳制品不仅不能起到补钙效果还会加重肝肾负担，引发过敏、结石以及骨质疏松等疾病，（T. 柯林·坎贝尔等，2006；新谷弘实，2010）再加之现在乳制品质量问题多多，在没患有乳糖不耐症、肥胖、"三高"等疾患的前提下，可以尝试喝一点儿加入了益生菌的酸奶，体验一下它的通肠效果；但是，如果身体患有过敏、肥胖、"三高"等多种疾患，或者食用奶制品后出现了腹胀、腹痛、腹泻等症状，则可以尝试停止一段时间不吃各种奶制品，体验一下身体是否会出现好转变化。

四、果糖和大豆低聚糖

果糖和大豆低聚糖的原理都是为体内益生菌提供食物，从而促进体内益生菌的有效增殖。果糖和大豆低聚糖热量低，糖尿病人都可以食用，对于润肠通便效果甚佳。现在市面上的果糖与大豆低聚糖产品一般数十元到一两百元不等，可以服用一两个月时间不等。

五、益生菌与益生元制品

益生菌制剂是直接往体内添加益生菌，益生元则是为体内的益生菌提供食物，可以搭配食用。目前市场有售益生菌与益生元制品，一般每袋（一次量）六七元左右。

六、豆浆

豆类含有丰富的蛋白质以及异黄酮等各类营养物质，好营养易消化，每天一杯豆浆实在是花钱不多但功效甚佳的食疗方式，素食者更应食用豆浆。许多人吃豆浆大多到外面买，但是外面的豆浆一般都很甜，再则豆子的质量也难以掌控。为了健康，最好选购非转基因的大豆自己在家制作，利用豆浆机非常简便。除黄豆外，还可以选用黑豆、鹰嘴豆等其他各种豆类来制作，每种食材均有其独有的营养价值。当然，也可以在豆中添加小米、燕麦、黑芝麻、南瓜子等食材，制作五谷豆浆。不断变化组合各类食材，为自己为家人制作出不同风味、不同营养的美味豆浆，其实也是生活的莫大乐趣之一。我一般都是晚上睡前把豆子泡上（如黑豆＋黑米＋鹰嘴豆＋黄豆），早上起来即可用豆浆机制作豆浆，非常简便，干净卫生又新鲜营养。

七、果蔬汁

果蔬汁含有丰富的维生素、矿物质以及酶，能够有效补充身体所需的营养物质，对增强人体免疫力功效显著。果蔬汁使用各种水果蔬菜都可以制作，但是非常值得推荐的是苹果胡萝卜汁，用一个苹果加两个胡萝卜即可榨出一杯美味可口的纯正果汁，没有任何添加剂，又都是温色系水果，是减肥与排毒的保健良方，如果口臭、长痘痘、面部暗淡、便秘，可以常喝，效果不凡。要喝果蔬汁，就去自制而不是去买那些瓶装的含有各种添加剂的果蔬汁饮料，自制既可以使用搅拌机也可以使用榨汁机，使用搅拌机时，放入的原料少些，要加些水，带果渣；使用榨汁机时，放入的原料多，不需加水，是纯果汁，不含果渣。果汁含不含果渣各有益处，可交替制作饮用。外出用餐点果蔬汁则要留意，现在用添加剂调制出来的果蔬汁比起自己制作的在味道、口感方面甚至更佳，差别就在于营养价值。

果蔬汁制作好之后，应尽快饮用，以避免氧化。如果不能及时饮用，上面可滴一层橄榄油等隔绝空气延缓氧化。

八、果醋

果醋具有软化血管、降低胆固醇、抗菌消炎、改善疲劳、美容养颜等多种功效。小家小户自己在家酿醋一般不甚现实，可以选购苹果醋、梅子醋等现成制品，但是一定要仔细认清成分，确保无防腐剂、人工色素和香精的添加。天然果蔬酿造醋的液体一般呈淡黄色，摇动后有不易消失的泡沫，有一定的黏稠度，这是判断真假果醋的一个简单方法。好一些的天然酿造果醋，一般价格在上百元到数百元不等。也可在家自制果醋，操作简单，在醋中加入黑豆、杏仁、花生、梅子、苹果、香蕉、凤梨、牛蒡、石榴、柠檬等各种食材，浸泡一到两个月左右的时间即可食用，形式各异，各具功效。但是对于用来泡制的基醋一定要注意，不要选购勾兑醋，尽量选购纯粮酿造并没有添加防腐剂的醋。酿制器具最好是玻璃、陶瓷或是抗酸的高级食用级塑料器皿。

果醋虽好，一是尽量不要长期食用；二是最好秋季服用，对身体的滋养效果更佳。

九、酵素

酵素，也俗称为"酶"，是一种具有特别生物活性的物质，对消化吸收、身体修复、维持机体功能等而言是不可或缺的生命物质。酵素就是生命的催化剂，它参与几乎所有的生命过程，没有它就没有生命。酵素具有促进食物消化吸收、净化体内环境以及促进机体新陈代谢等卓越功效。

台湾市场的酵素产品较为普遍。内地市场已经有部分台湾产品的销售。可以购买酵素的现成制品，酵素市场价格总体较贵，一般每斤约在两三百元到数千元不等，可食用一到两个月左右的时间。如果不怕麻烦，也有耐心，可以在家自制酵素，制作的器皿最好是玻璃或瓷器为佳。

以下是台湾师范大学一位苏女士热心分享给我她的家庭"无水无醋酵素"配方，她说她家已经常年食用，效果不俗，可资参考。因缘际会，苏女士与我是在2012年6月份的一次海峡两岸学术会议上谋面，考察途中偶然谈及生机饮食话题，素昧平生，她却欣然将其祖传酵素秘方分享给我，并嘱托我分享给大陆需要的人们，令我至今感念不已。在赠我酵素配方的同时，还给我题赠：

> 落实环保，从今做起；节能减碳，从我做起；
>
> 响应素食，你我一起；简朴生活，从身做起；
>
> 克己复礼，从己做起；心宽念纯，从心做起。

酵素的制作需要"主体"与"次体"两部分，"主体"选择具有养生保健效果好的水果，如凤梨、木瓜，不要太熟，越青越好。"次体"是所谓的垫底菜，如苹果。水果以有机为最佳，但是有机水果可遇而不可求，对于市场上买到的水果，关键要清洗干净。制作酵素还要准备一个广口玻璃瓶。

（一）水果与糖分的比例

水果1（例如凤梨4斤、木瓜4斤、苹果2斤，计10斤）：关键是不要太熟，这样会增加酵素增生的量；水果洗净，并阴凉风干切薄皮备用。

红糖1（10斤，与水果的量相同）：不要白糖，选择粗制的红糖。

（二）步骤

在广口瓶中，码放一层水果，然后码放一层糖，两两间隔，使得糖分发挥出发酵的作用。

最多加到玻璃瓶的八成容积，预留空间供发酵气体停留。

放好食材后，瓶口加保鲜膜覆盖，再盖上盖。

（三）存放

放到通风阴凉处，3个月时间发酵即可。

（四）每日处理

每日打开，以长筷沿同一方向进行持续搅拌，时间三五分钟，然后回封即可。

（五）食用方法

每日服用不超过30毫升，用水稀释服用；其中果渣也可食用，营养丰富。

喝果醋与酵素时应注意"假醉"，因二者都是发酵食品，平时不饮酒或是没有酒量的人喝过后可能会产生类似喝酒的感觉，所以，如驾车应避免驾车前饮用，最好晚饭前后将原液稀释5～7倍饮用为佳。

当身体长期疲乏、有炎症、腰酸背痛、肥胖、头疼、消化不良、食欲不振、便秘不畅、压力大、容易感冒、痔疮、皮肤暗沉，以及经常性莫名的不舒服等，可以尝试服用酵素。当然，不同的人对酵素的感受与反应是不同的，有些人甚至喝过酵素之后身体没有反应。如果感兴趣的话，可以尝试是否适合自己，不可盲目迷信各类夸大其词的宣传。

十、小麦胚芽

胚芽是小麦的"生命中枢"，小麦胚芽（见图3-9）占麦粒重量的约2%，可是营养却占麦粒的97%。小麦胚芽的蛋白质、亚油酸、维生素、钾锌等矿物质、膳食纤维的含量高，营养价值丰富，号称"植物燕窝"。小麦胚芽可以放入沙拉、汤、饭、饮料等中食用，不宜高温蒸煮，温度过高会破坏其营养价值。小麦胚芽粉的市场价格不等，质量好一点儿的一般约七八十元一斤，每次只需食用两三小勺即可。

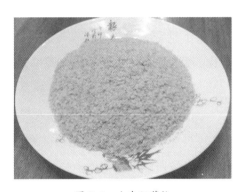

图 3-9　小麦胚芽粉

第六节　掌握几招简单实用的保健方法

除去吃得对、吃得好之外，按摩对身体的保健作用也十分显著。像穴位按摩、瑜伽、健美操等确实有着非常好的效果，但是对于普通人而言却并不简单实用，时常需要有场地、费用，耗时耗力，对于个人而言的可操作性也不强。

可以尝试以下一些日常生活中易学易用不花钱但是效果好的保健方法：

一、按摩腹部与会阴

晚上睡觉前、早上醒来后呈圆圈状顺时针和逆时针按摩肚脐眼周边 5～10 分钟，肚脐眼下有气海（肚脐下二指宽）、关元（肚脐下四指宽）等重要穴位（可以不去认识和掌握具体位置），能有效促进胃肠部位的蠕动。

经常按摩阴部，保持肌肉活力，男性可以每天按摩阴部之后轻捏睾丸数次不等。

二、揉搓耳朵

一是用手沿耳轮上下推摩，耳朵充血发热即可；二是用两食指分别插入耳孔，旋转 180 度，往复数次然后拔出即可，一般 5～10 次。

三、压手指尖

用左右手互换按摩各个指尖，按到感觉稍微有点儿疼即可。手指尖有丰富神经末梢，经常按压能增强身体免疫力。

四、提肛运动

睡觉前、早醒以及便后、乘车等不拘时间进行提肛运动，锻炼阴部与肛门的肌肉机能，这是保持身体青春活力的秘诀之一。具体就是收腹、缓慢呼气的同时收缩肛门与阴部，保持 2～3 秒，每次 50 下或 3 分钟，每天数次不拘。

五、温水泡脚

无论四季变换，每天坚持睡前用温水泡脚，40℃～45℃为宜，以祛除体内寒气、温热身体，促进身体内部循环；同时，还可以按摩足三里区域，大概位置在小腿外侧、外膝关下三指、小腿骨外一横指处，不必拘泥于具体穴道的位置，拍打即可。按摩足三里能起到温经活络安眠、强肾健体的作用。另外，洗完脚后注意擦干脚趾缝，以免潮湿导致脚趾缝间溃皮或真菌感染。我孩子一段时间感冒咳嗽较为厉害，不想去打吊瓶，考虑到孩子喝中药药汤比较痛苦，就每晚 9 点把中药煮好（陈皮、法半夏、云茯苓、生甘草各 10 ～ 15 克），兑入温热水中泡脚，治疗咳嗽的效果较为理想。

六、脚尖站立

凭借双脚脚尖之力站立起来，用手臂来平衡身体。这种运动寓动以静，表面看十分简单，但是它的运动负荷却不可小视，坚持几分钟的负荷效果不亚于走半个小时的路。它不限场地、时间，等车与乘车的时候、办公室里都可以施行，只要能坚持上三五分钟，它对于锻炼身体的平衡能力，减缓肩背与关节疼痛等都具有积极的功效。

简单的保健方法虽然有效，但是需要长期的坚持，任何事物都不可能一蹴而就，逐渐变成一种习惯最好。

七、艾灸

艾灸是大自然阳气的最好化身和使者，它可以祛除湿气，温暖身体，操作简单，使用艾灸盒在家即可自行施灸。当身体虚弱，畏寒怕冷，反复炎症等，可以尝试艾灸，"药之不及，针之不到，必须灸之"。情绪平和的状态下才宜施灸，过劳、过饥、过饱、醉酒、汗淋以及某些传染病、高热、昏迷、抽风期间，或身体极度衰竭、形销骨立时，或无自制能力的人等不宜艾灸。艾灸时间不宜过晚。为避免气味，艾灸时穿上特备的衣服，早上最好能简单洗浴以去其味。艾灸后半小时内不要用冷水洗手或洗澡，艾灸后多喝温开水（绝对不宜喝冷水或冰水）。在施行艾灸时，要避免烫伤皮肤和防火。艾灸再好，也不可过度，如果觉得灸到了口干舌燥，就要停止施灸。

第七节　打造精致生活并不难

一、如何把好食品质量关

广告的宣传要信，但是也不要轻信、全信，特别是在当前电视报纸及各类媒体中养生保健与虚假药品广告到处泛滥的情势下。广告会根据其营销目的设计美丽的图案，营造良好的氛围，转移消费者的视线，夸大效果，或者传递给消费者误导性的信息，例如：广告会告诉消费者牛都是在美丽的大草原上悠闲地吃着草，鸡都是在田园里闲庭信步，奶粉广告上都有可爱的孩童，每个人都要天天补钙，早上起来喝上一瓶营养水会让人一上午充满活力等等，可是，靠添加剂、香精与色素调配出来的东西，难道我们相信它真的会有多么大的营养，真的会让我们活力百倍？另外，现在许多电视、电台与报纸杂志上有大量养生保健与虚假药品广告成天轮流轰炸，把效果说得活灵活现，"乱花渐欲迷人眼"，似乎叫人不信都不行。

现在食物越做越精细，添加的成分也越来越复杂，造假、掺假的水平也越来越高，监管起来也越来越困难，消费者也越来越难以分辨。作为消费者，我们如果迷惑于商品的色香味形、商品的包装以及充满噱头的广告，商家就会赚得越来越多。

超市中选购商品不能诱惑于包装的表象，不要轻易被广告的噱头或是卖点所吸引，要细看其成分说明、生产标准（欧盟标准、美国标准、日本标准以及我国的国标等）与生产日期（选择越靠近现在日期的越好，可是一些商家也会故意按此下套），注重白糖、防腐剂、香精与色素添加等问题，并注意是否含有转基因成分以及是否经过了辐照（又称辐射杀菌）的标签和说明，有总比没有好，其实，即使某些产品贴上了"有机产品""无防腐剂添加""素食者适用""无激素产品"等各类标签，其背后的真实性消费者又哪能知道呢。货比多家，选择放心的产品；特别是为孩子选择商品时，注意避免防腐剂、香精、色素等添加剂过度添加的果汁、果冻、薯条、饮料、面包等商品，注意避免食用转基因食物（关于转基因食物远没有达成共识，长期影响目前还不得而知，吃不吃自己做主。反正我只要知道的就不吃）。即使单件商品合格，也要注意避免食用太多产生累积而对身体产生伤害；长期持续性地食用，也会带来农药、激素、抗生素、添加剂等在人体内的不断累积，从而对健康带来不可估量的危害，例如损伤神经系统、免疫系统以及脏脾各大脏器，导致孩子视力下降、智力受损、性早熟以及出现各种意料不到的致癌、致畸、致突变的作用。我侄子才二十出头，由于长期喜好重口味的饭菜，喜吃麻辣烫与喝各类有色饮料，特别是可乐，已然一口黑乎乎的"可乐牙"，骨质疏松比较严重了，已经数次骨折。要学会在商场中寻宝的技能，练就"火眼金睛"，挑选出我们想要的产品。千万不要被食品华美的外包装与色香味所迷惑，色彩越是鲜艳、香味越是浓郁、味道越是爽口、广告越是铺天盖地，消费者越要多加一份小心，香、浓、酥、脆的食物外表下，色素、香精、防腐剂等添加剂以及劣质油等也许一个都不会少。无论是大人还是孩子，为健康计，千万不要把饮料当成水来喝，把方便面和洋快餐当成饭来吃，尽量少吃各种多添加的或精加工的食品。我们要学会为了身体而吃，而不是为了单纯的口感或味道而吃。

　　自由市场里买东西不要被某些商贩的巧舌如簧所欺骗，防止以次充好、以假充真，坚持货比三家。选购蔬果时，一定要坚持自己挑选，不要轻易让某些商贩给我们挑选，遇到的许多情况都是这样一个版本：某些商贩一边说着"我肯定给你挑好的"，一边很快地挑出来并快速称重，短斤少两且不说了，一般情况下我们拿到的最后几个水果好货的肯定不多，作为买方的消费者永远没有卖的某些商贩精！可是，那卖东西的某些商贩，轮回一下，不也是消费者吗？为什么是卖家的时候，就要欺骗消费者呢？所以，要通过有信誉的卖场和商家来选购各类商品，特别是入口的食品。有些注重品牌的大型商场，对于进场销售的产品有着严格的质量要求，这至少为消费者建立起了一道"防火墙"。

二、到外面吃还是在家吃

吃饭时不要过于注重享受食物调味料的味道，麻辣烫、烧烤等十类致癌食物要控制着吃，要逐渐学会适应和享受新鲜食物的本味。即使有那个经济条件，也不要怕麻烦，尽量在家做饭，到外面吃至少到有信誉的餐馆，这样才能吃得健康，吃得安全，吃得放心。大人的饭食要注意，孩子的饭食更要注意，那其中蕴含了孩子的未来，家长不能图自己方便而经常让孩子吃方便面、面包或是其他含有多种添加剂的速冻与精加工食品、饮料，这样孩子会输在健康的起跑线上。许多家长心疼孩子，自己省吃俭用给孩子增加营养，大鱼大肉、各色加工食品、甜品与饮料，孩子吃得过多、过饱，其实家长这是在亲手"害"自己的孩子，摧残孩子的健康。我认识的一个朋友，一是为了图自己早上能多睡会儿，二是因为自己也没有什么健康意识，早上就让孩子经常泡方便面吃或吃面包或到门口小摊上买鸡蛋煎饼吃（地沟油的可能性较大），再加之孩子不怎么吃蔬菜、喜爱吃肉和精白米饭，弄得孩子长期满脸疙瘩、严重便秘，身体压力所带来的情绪不仅对孩子的学习产生了不利影响，而且使用治疗痘痘的药物性化妆品也并非治本之策，即使有短期的治疗效果，因饮食不变化痘痘也必定会反复发作。

以下是我部分早餐的食谱，以资参考：

早餐：有机鸡蛋＋蔬果沙拉（绝不添加沙拉酱，各种水果、土豆、红薯等辅以橄榄油）＋南瓜全麦疙瘩汤（南瓜打成细沫作为底汤）＋胡萝卜全麦面＋五谷豆拌饭＋有机全麦饼＋二米炒饭＋自制非转基因豆浆＋自制全麦馒头等。这些品种酌情用作早餐，随机制作。

在家吃饭才能基本上杜绝地沟油对自己与家人健康的侵袭。曾几何时，谁也没有料想到地沟油会如此大规模地走入每一个人的生活，虽然它是一种违法又违背天良的食物，但是现在却成了普通人想离都不易离开的梦魇。地沟油无论从外观还是感官上，均与普通食用油并无二样，即使技术检测也往往难以区分，但是，地沟油由于其具有的生化毒害与致癌性，与普通食用油有着天壤之别。长期食用地沟油对身体有着巨大危害，会造成发育障碍，导致心、肝、肾、胃等主要脏器病变。地沟油的违法使用，伤天害理，违背道德底线，拷问人性道德。据《农经》《当代经济》杂志的相关报道指出，我国目前每年通过非法途径返回餐桌的地沟油约有 200 万～300 万吨，即每年达到了40 亿～60 亿斤，也就是说我们出去每吃 10 顿饭，就可能至少有 1 顿中含有地沟油。（袁野，2010）如果按照我国 13.7 亿人进行均摊，则每年每人要消费掉地沟油 2.92～4.38 斤。在假设目前管制水平保持不变的前提下，预测我国未来地沟油回流餐桌的数量将以每年 16.74万吨的速度逐年递增。（黄佳妮等，2012）

在家吃饭还能大大降低各种添加剂的危害。食品添加剂可谓"有功亦有过"（见表 3-8），没有它们，就不会有超市里琳琅满目的食品，但是，稍微过量、滥用或是非法使用，则消费者又伤不起。

表 3-8　"有功亦有过"的食品添加剂

种　类	作　用	过食危害
硼砂	增加蓬松度和色泽。	损伤肝肾和神经系统。
二氧化硫	漂白和防腐。	胃肠道不良反应，影响钙吸收。
日落黄、柠檬黄、胭脂红	染色。	致癌。
鱼浮灵	增强活力。	危害肝肾与智力，导致恶性肿瘤的发生。
瘦肉精	生长加快，皮毛红亮，瘦肉率高。	诱发高血压、心脏病。

双氧水、工业片碱、增白剂、日落黄、柠檬黄、胭脂红、防腐剂、糖精、漂白粉、连二亚硫酸钠、吊白块、工业明矾、辣椒精、猪肉膏、牛肉膏、羊肉膏、火锅飘香剂、果味添加剂、安赛蜜、甜蜜素、糖精钠、硝酸盐、二氧化硫等等，不胜枚举，莫说普通百姓，就连许多专业人士都一头雾水。对于许多使用添加剂的商家来说，基本上就是根据经验在使用，用多少、怎么用都比较随意，甚至故意超标使用、违法使用，只要吃的人不出明显问题就行。许多添加剂的使用还没有检测方法与相应的国家标准，无法可依，也就谈不上有什么全面性的监管。对于普通老百姓而言，绝对是雾里看花，难以分辨，只能是被动地承受，稀里糊涂地吃着喝着。根据对珠海市餐饮业中添加非食用物质和滥用食品添加剂情况的监测，共随机抽取了香洲区、斗门区、金湾区餐饮店、冷热饮品店、集体食堂制售的食品共 144 份，涉及面包糕点、米面制品、肉制品、冷热饮品、水发制品、火锅汤料六类食品，结果表明：各类添加剂指标总体检出率为 72.22%，超过规定使用限量样品检出率为 9.03%，超出使用范围样品检出率为 32.64%，超标／超范围项目为合成色素、硝酸盐、铝、苯甲酸、甜蜜素，添加非食用物质样品检出率为 2.08%，检出项目为甲醛；检测样品中存在添加剂使用超过国家使用限量标准、超出国标中添加剂允许使用范围、添加非食用物质等三种违法情况。（张彩虹，2009）

要有远离不干净餐具和食材的意识。一些饭店都是倒上洗涤剂用抹布擦擦杯勺碗筷而已，消毒柜基本都是摆设，服务员手拿钱结账后又直接摆放餐具，餐具和食材看着干净不等于就是真卫生了，眼见的不一定为实，要不真就只能是"眼不见为净"了。

健康无小事。外出吃饭，可能会遇到用肉膏掩盖肉的臭味制作出来的美味红烧肉，用汤膏和香精制作出来的美味牛羊肉浓汤，用添加剂浸泡制作出来的美味鸭脖，用果味添加剂勾兑出来可以以假乱真的美味果汁，用罂粟壳制作出来的美味火锅等等，美味的表象下掩盖着对人健康的无情戕害。许多菜虽然色香味俱全，但是好吃的菜其原材料未必就是好东西，烂肉、臭肉、下脚料与劣质油等配上各类调味料，还能让许多顾客大呼好吃呢。消费者大都难以觉察出其中的问题，既花钱又伤身。经常敢吃街边各种麻辣烫、烤肠、烤面筋、烤鱿鱼以及臭豆腐、凉皮、牛骨汤、羊肉汤、大骨汤等等"美味"小吃的消费者，还真的是"够勇气、够视死如归、够拼的"。

出门尽量自己带水杯，既环保又卫生。由于监管不到位，外面的一次性餐具和水杯有一些是用不正规的回收材料做的，甚至是违法使用医疗垃圾做的。我就亲身遇到过这种事情，用一次性水杯喝了一杯水，嘴巴麻了好几天，刚开始还以为自己得了什么病呢，几天后才明白过来嘴巴麻木的罪魁祸首就是那个带着一股怪味的一次性水杯。塑料杯尽量不要直接倒入开水或是用来开水冲茶，塑料材质受到高温会对健康造成影响。

2012年国庆回到老家，与家人在不经意间谈起了食物安全问题，连我的老母亲都知道现在的肉要少吃了，她告诉我在养殖的过程中不知道添加了些什么生长激素，反正猪现在长得就是快，几个月就能出栏了。还告诉我油炸的点心也尽量不要吃，因为炸东西的油好多都是从潲水里提炼的。

这是一个"易粪而食"的时代，"食"面埋伏，处处都难以提防，食品质量问题层出不穷，只有想不到，没有做不到，毒地沟油、毒火锅、毒狗肉、毒火腿、毒奶粉、毒猪油、毒大米、毒桶装水、毒茶叶、毒酒、毒面，等等，不胜枚举。过去是吃不起，现在是不敢吃；过去愁的是还有什么能吃？现在愁的是还有什么敢吃？当某些人在悄悄地用自己的垃圾食物欺骗别人的时候，别人也同样在悄悄地用垃圾食物欺骗他。在食品安全生产必需的整体诚信环境还缺失的情况下，其实最后每个人都是受害者，谁也不能逃离公平法则的惩罚！

三、处处留心皆学问

生活涉及方方面面，要会爱自己，就要在生活的细节处多用心，做生活的有心人，处处留心皆学问。我们不负生活，生活也绝不会亏待我们。

例如，控制使用微波炉。使用微波炉是否安全目前尚无定论，还是小心为妙，假如对自己身体有损伤，是没有人来赔偿这个损失的。

牙膏是日常生活中不能离开的生活用品，人们每天都是早一遍晚一遍刷两次牙，可是，刷牙刷不好的话，不仅对牙齿的美白防蛀不好，对身体健康也会产生不利的影响。牙膏的成分，一般可能会含有氟、苯甲酸酯类防腐剂、硫酸盐、月桂醇硫酸酯钠、月桂醇聚醚硫酸酯钠、人造香精、色素等多种物质，普通消费者反正也看不懂。在一些精品超市中，没有此类物质添加的牙膏价格都在几十元到上百元不等。所以，刷牙的时候，一定要注意把漱口水吐干净，特别是儿童更应注意，不要把牙膏和漱口水吞服下去，从而减少牙膏成分的副作用；有条件的话，儿童尽量选用儿童专用牙膏，当然，专用的儿童牙膏一般价格会稍微贵一些，家长可以酌情选用。

家庭装修也应引起高度重视，特别是对孩子白血病的影响。近些年来，儿童白血病发病率持续攀升，与装修不无关系，白血病患儿中，约有九成的家庭在半年内曾经装修过。家庭装修尽量选择有资质、有信誉的装修公司，多在网上查查，多看看各家评论；注意家具（复合、实木家具）、厨房用品、龙头五金、床上用品的选购；装修后进行环境检测，进行除甲醛处理，同时经常通风，并酌情选择使用空气调节器等。

电器尽量不进卧室，晚上睡觉前拔除卧室所有电器的电源，特别是远离手机，营造安全的睡眠环境。

洗锅洗碗尽量不要使用洗涤剂，有实验表明：洗涤剂至少需要冲刷 20 遍才能彻底地洗涤掉。其实，只要把洗锅水加热一下，就能清洗干净餐具，这样既对身体无害又能减少洗涤剂残留对身体对环境的污染。

春秋冬季干燥，可以使用橄榄油把手搓热按摩脸部脖子以及用于手脚、皮肤干燥或干裂，数分钟后再用热毛巾热敷一下，不仅花钱少，效果甚至优于许多化妆品的功效。

生活中的细节无处不在，精致的生活品味，健康的身心品质需要爱生活的人细心体味和不懈付出。只有付出得越多，我们才能收获得越多！

第八节　战胜心魔就能开启重生的旅程

人最大的敌人是自己，是自己的恐惧，恐惧自己一无所有、一无事事，也是自己的愚昧、无知，还有自己的贪婪，贪婪地想拥有许许多多美好的东西，还有拒绝改变的习性。战胜自己的心魔，这话说起来简单，自己真正认识到却是很难，而要战胜自己则是难上加难。人总是会不由自主地偏向事物的两端，要么自卑要么自傲，要找到一个人恰当的点位实属不易；每个人都是世界的一个组成部分，有属于自己的位置和精彩，要战胜自己的心魔，既自尊自爱自强，也不要总想着与他人争高下、决雌雄，身边的朋友、同学、同事以及其他的人混得好，自有他们的理由和付出，绝非我们想象的那么简单与轻松，而人家也自有人家的烦恼，我们自有我们的快乐，每个人都有自己的一份天地，有自己的一个方向，人生的幸福和快乐不是金钱名利等世俗的表象，和这些也不能简单地就画上等号，而需要自己去感受、去寻找、去珍惜。老天是公平的，不可能把杰出的成就、健康的身体、和谐的家庭等所有美满的东西都给一个人，想到这些，心中就会释然；看到别人精彩光华的同时，别人的付出、别人背后的辛酸可曾看到、可曾体会到、可曾感受到？站得越高，固然看得越远，但是必然要付出得也更多。别人成功的光环下，又有多少常人所不能感受与体会到的付出、辛酸、苦痛以及战战兢兢、如履薄冰呢！战胜心魔，自己找寻自己的方向，不要被他人的成功名利与前进后退所影响所左右，走好自己的路，尽力达到自己所能达到的目标和高度就可以了；有粗茶淡饭能够温饱甚或小康的生活，活得开心，家庭和睦，家人健全，与朋友之间能真诚相交，可以生死相托的朋友能有上一到两个，能以健康的身体和快乐的心灵享受每一天的点点时光就是最美好的生活。

俗话说：一母生九子，九子各不同，何况来自于不同背景有着不同经历的人。人的能力不一样，努力后的结果也同样不一样，所拥有的现在只要是自己尽力努力奋斗而得来的，那就足够了，因为现在的位置与自己的能力、自己的付出是对应的，自己完全没有必要这山望着那山高，对原本不属于自己的东西产生不必要的向往和奢望，拿高出自己能力、努力的东西来无端比较，或无端自责、自卑，或是横生怨气、不满，拿别人的成功名利来惩罚自己，这是非常不明智的。要知道，每个人都身处不同的围城之中，谁也没有例外，每个人都要努力发现自己身边的财富，发现自己的优势和身边的好；每个人在社会上都有不同的位置，这个世界也因此有机地组合起来，成为一个整体，也因此而丰富多彩。

控制不住自己对食物的欲望，抵制不住诱惑，吃得过多、过饱，其实来自于自己内心的一种对食物的占有、对物质的占有，在一定程度上还是来自于心中的贪念，心魔作祟，总是害怕自己吃得少，害怕自己吃了亏。君不见，自助餐上，由于这种心理，食客面前经常摆上一大堆杯盘，瘪着肚子进去，吃到扶墙出来，这种无节制地吃虽然表面上看是占了便宜，商家吃了亏，其实最吃亏的却是自己，付出的是自己身心健康的代价。

当受到肥胖、"三高"等慢性疾患困扰时，根本之策，就是要从现在开始及时调整与改变自己的饮食结构和生活方式。调整饮食结构与生活方式取决于自己是否愿意反省自己过往的饮食与生活，这是在挑战自己的习惯和心魔，能否成功，完全取决于自己强还是它强。是收获健康还是选择疾病，在于是否有足够挑战自己心魔的勇气和信心。

说实话，刚开始的一段时间，在亲朋好友出于善意的劝诫或胁迫下，主要是自己意志的不坚定，我也屡屡差点儿中途放弃。不断反省，不断读书，不断充实自我的心灵，终于经过螺旋式的上升，我不仅实现了身体健康的回归，也实现了心灵境界的升华，渐渐找到了生命之中的健康、快乐与幸福！特别是从开始进行饮食调整的头一个月，这是一个最难渡过的坎，这个时期一定要不断给自己以信心和意志，能够坦然面对自己以往饮食习惯与生活方式的改变，能够坦然而心怀感激地面对调整期间以及此后所遇到的排泄次数增加、排出物有异味、感冒、发热、瘙痒、头昏、倦怠感等身体自愈现象，相信自己终将能够调整成功！在经过数年的身心调整期后，必将收获全新的自我，体会到身心回归的无比快乐。生命之中的健康、快乐与幸福，真是可以由自己把握的。

只要从现在开始做起，经过一段时间的实践，肯定会发现，其实做出调整与改变并不是一件多么难的事情，也肯定没有自己原先想象的那样苦不堪言。因为自己做了，自己改变了，会发现自己不仅身体变得健康了，而且精神、心灵与意识也会因此而变得更加强大起来，内心的幸福感也会充盈，成了一个健康的人、善良的人、快乐的人，成了一个会爱自己并关心他人也感恩生灵万物与珍惜地球生态环境的人！如此善养的人，必能延年。《养生三要·卫生精义》有云："人之年寿长短，元气所禀，本有厚薄，然人能善养，亦可延年。如烛有长短，使其刻画相同，则久暂了然。若使置长烛于风中，护短烛于笼内，则以彼易此，未可知也。故养生之说，不可不知。"人的寿命长短不一，这与一个人的身体素质和元气有关，纵使基础很差，只要善于养护生命，则也可以增加寿命。就如蜡烛燃烧一般，把一支长的蜡烛放在风中燃烧，把一支短的蜡烛放在笼中燃烧，并细心呵护，则哪支蜡烛先灭真是也未可知。所以，保养生命的学问，不可不知啊。

健康长寿，是每个人的梦想！我们完全可以理直气壮地保养自己的生命，主动找寻和把握自己生命之中的健康、快乐与幸福，"今天不养生，明天养医生"。追求健康绝不等于怕死，不可耻也不丢脸。保养身心成就的不仅仅只是身体，还能够增长智慧并开悟生命，更是身体、心灵与自然天地万物韵律的贴近与融合，是在追求生命如何圆满地融入自然的过程中走向终结，如何坦然、豁达地面对"死亡"而不是恐惧"死亡"。在乐享天年的基础上，最终实现淡定安宁有尊严地"回家"。

第四章　生命由自己把握

第一节　时常反思生命

在人生的历程之中，我们每一个人都是在不断地学习各类知识，在不断地成长和成熟，在此过程中，我们常常需要不断地反思自己，发现自己的不足与缺陷，以此实现人生的螺旋上升与发展。

许多人购买了汽车，就会像宝贝一样，按时去给汽车做做保养，把车收拾得油光发亮，车身上哪怕有一条小小的划痕，都恨不能划在自己的身上才好。可是现实的玩笑却是"汽车常保养，生命价不高"，许多人愿意为汽车为房子为烟为酒可以豪掷千金，一点儿也不眨眼，但却非常吝惜在自己的健康方面有所投入，往往干着漠视健康却又存钱看病的傻事。对自身的健康，是盲目自信还是勇敢？还是侥幸？还是漠视？还是无意识？还是无知呢？一份付出，一份收获，对生命之中的健康也概莫如此。

拼命挣钱，挣钱看病，一方面漠视自己的健康，一方面又在努力地存钱看病，虽然可笑，但是现实生活中却又常常如此。追求健康长寿是每一个人的梦想，这说出来一点儿也不可笑，也不要不好意思，有些人挂在嘴边，有些人是深藏在心中罢了。追求健康长寿绝不意味着怕死，生命之中的健康、快乐与幸福，如果能够由自己去把握，我想，这才是一切道理之中最硬的道理，这件事情如果做到了，那无疑将是无比开悟和充满智慧的人生！

那么，我们要想打造自己的身心健康，把握自己生命之中的健

生命由自己把握

康、快乐与幸福，有哪些观念或是习惯需要好好地反思呢？自己究竟
能做出些什么？能承担起哪些责任呢？表4-1列出了我近几年来关于
生命的反思，关于疾病、饮食、生活方式以及健康观念，各位不妨仔
细对号入座，看看这些关于生命的反思我们究竟想到过多少？或者是
根本从未想过。

表4-1　生命的反思：多么痛的领悟

类别	问　题	反　思
疾病的反思	把自己完全交给医生和药物靠谱吗？	自己应承担起对于自己健康的责任，完全把自己交给医院和医生那是不靠谱的。
	自己为什么会生病？	忽视预防，不吃药不甘心，长期饱食、强食，没有适量运动，常熬夜，心理压力大，欲求多，九成疾病是饮食和生活方式出了问题，是自己"作"出来的。
	疾病是"敌人"还是"朋友"？	疾病不完全是敌人，是身体出了问题的警示，启发我们反思自己的饮食结构与生活方式。
	富贵病是怎么得来的？	长期饱食、强食，缺乏适量的运动，身体的摄入超过了其负荷，就会得富贵病。然后不断看病吃药恶性循环。
	怎样读懂便便这封来自身体的"书信"？	便便富含身体的健康信息，要细心解读。学会从便便的形状、颜色和味道来解读身体的健康状况，如果拉不出便便，应在饮食结构与生活方式上进行及时的调整与改变。
	要成为怎样的病人？	成为有智慧的病患，自己承担对自己健康的责任，不完全把自己的健康责任交给医院和医生，不要迷信药物和手术的作用。
	营养品吃还是不吃？	尽量从自然食物中摄取多元的营养元素。
	治标还是治本？	要努力发现导致疾病背后的原因，从本源入手，在饮食结构和生活方式两方面进行对症调整与改变，不能盲目治标。症状消失了，不代表身体就健康了。
	谁才是自己和家人最好的医生？	自己才是自己和家人最好的医生。
	我的健康谁做主？	自己的健康自己做主，多注意从饮食结构和生活方式上调整与改变自己。

（续表）

类别	问　题	反　思
饮食的反思	为什么生活好了健康却丢了？	生活条件提高了，肉食量不断增加，再加之饱食、强食，富贵病普遍发生，恶性疾病多发高发，医疗花费不断增加。
	肉食好还是素食好？	新鲜素食是通向健康的捷径；肉食多，恶性疾病的发病率相对就高。
	吃素就能健康吗？	吃素绝不等于健康，要多吃新鲜的素食，精加工类的素食也应少吃。
	蔬果应该怎样吃？	减少加工环节，注意清洗与卫生，多吃当地当季的新鲜时令蔬果。
	"三白"何以成了健康杀手？	白米白面白糖过于精细，已经成为健康杀手，尽量少吃，改吃五谷杂粮。
	水和油如何影响身体的健康？	好水好油才有助于身体的良性运化；注意选择干净卫生的水饮用或做饭；选择好油，用油多元化，防范地沟油。
	吃饱好还是吃少好？	饱食与强食的时代，吃得少一点儿，健康多一点儿。
	到点吃还是饿了吃？	身体发出饥饿信号了，才表示身体需要了，尽量不饿不吃，但是也不能非常饿了才吃。饥至七八分，饱至七八分。
	在家吃还是在外吃？	尽快在家或有信誉的餐馆吃，食材与加工环节相对可控。
	一日三餐怎么吃？	早上如果不饿，可以不吃；晚上尽量少吃。
	"易粪而食"的时代怎么吃？	吃新鲜素食，尽量在家吃，尽量减少污染与伪劣食品的危害。
	吃饭还能与爱护生态环境有关吗？	新鲜素食既能拯救人的健康，还能拯救地球生态环境。
生活方式的反思	太阳还需经常晒吗？	经常晒晒太阳，不需成本，有益健康。
	到点睡觉还是继续熬夜？	形成到点睡觉的习惯，尽量不熬夜。
	运动多少是个度？	运动一定要适量，过量运动有损健康，适量的运动在于长期的坚持，走步为佳。
	"嘿咻"多少是个够？	性爱适度，适当寡欲有益于身体的健康。
	心灵也需要健康吗？	心灵一定要健康，许多病是由心而生的，心灵要努力充满感恩与快乐，要学会感受自己内心的幸福。

生命由自己把握

（续表）

类别	问 题	反 思
健康观念的反思	不吃肉就没营养呀?	新鲜素食营养更健康。
	多运动身体就健康吗?	运动过量损害健康，运动一定要适度，对于常人而言，走步是非常好的健身方式。
	一定要吃早餐吗?	早餐时间如果不饿，代表身体前面的食物还没有消化结束，可以不吃。
	身体指标正常就是健康吗?	指标正常不代表身体健康，饮食结构与生活方式的问题要注意发现，及时调整与改变。
	生病了就一定得吃药吗?	生病了不一定非得吃药，要找出原因，对症调整。要注意及时调整与改变它们，大部分疾病基本都会自愈。
	吃药打吊瓶身体好得快吗?	经常吃药打吊瓶，会损害身体的自愈能力，造成免疫力下降。适当的发烧、疼痛、腹泻等症状，是身体自愈过程的反应。
	富贵病就要一辈子吃药吗?	高血压等富贵病不一定就得终身吃药，通过新鲜素食与生活方式的调整与改变，一些富贵病会不治而愈。
	治病当然依靠医生了	医学并非万能，健康的责任主要还是要靠自己；重症、急诊与疑难病症当然还是要去看医生，同时自己在饮食与生活方式方面的调整与改变也得跟上。
	科技进步了啥病都能治	科技进步并非万能，大自然生老病死的自然规律任谁也改变不了；科技进步可以提供更先进的诊断、治疗手段，制造出新药，而同时科技越进步，对人体的划分越细，也导致许多疾病越难以找到病因，越难以根治。 科技进步了并非啥病都能治，现今医学进步，许多只是技术的进步，对复杂人体及其自愈能力的系统认知还远远不够! 许多病真治不了，许多病治了比不治去得更快，去得也更没尊严；衰老过程人人会有，许多时候还是人自己在加快这个过程，如长期饱食强食熬夜与肉食过多等。 对于九成的疾病而言，饮食结构和生活方式出了问题才是致病的原因，这不是科技进步能解决的，这个得靠自己的切实调整和改变，自己不施行新鲜的素食、不适量减少饮食的量，不调整与改变自己的饮食结构和生活方式，光依赖科技进步那是万万不行的。对科技进步不寄托不切实际的幻想，也就不会有太大的失望。

基于自己病痛的经历，再加之各种偶然机会的叠加，例如在迷茫当口贵人的指点、每次都能不期而遇地阅读到我极想看到的书，等等，我非常幸运地得以开启了与自己身体的对话，不断地反思自己关于疾病、关于饮食、关于生活、关于健康观念的不足，并不断实践，才慢慢倾听到了身体发出的声音，得以实现与自己身体的深入对话与交流，收获了身心回归的巨大喜悦，可以说一定程度上，自己实现了对生命之中健康、快乐与幸福的把握。保养好身体是远离一切疾病的法宝。而有了健康的身体，则又是生命之中一切美好的基础与开始。

第二节　把握生命的秘诀在自己

每个人都期求自己能健康，都要努力寻找自己健康的"秘诀"，并且要把它融入自己每天的日常生活之中，这就是我们每个人都能修行精进的"道场"。探寻生命健康之道，贵在有心，处处积累，重在平时，日日实践，这样就不会到了生命的末端再去后悔。《本草衍义》中提到，"夫安乐之道，在能保养者得之。……颠越防患（作者注：指死亡），须在闲日（作者注：指平时）。……安不忘危，存不忘亡，此圣人之预戒也"。

我将自己这些年来关于生命调整的经验总结成了以下两句"秘诀"，真诚希望有缘人能够分享，从我的身上找到自己的影子，并从中受益：

迈腿寡欲节饮食，

安心无为享天年。

表4-2解释了以上"秘诀"中各主题词的含义，以便于领会其内涵并在日常生活中对应进行实践。

生命由自己把握

表4-2　生命由自己把握的具体实践

"秘诀"	日常生活中如何具体实践
迈腿	坚持每天适量走步，以每天走步后脚微热头微汗为一个基本的运动量；不怕每天运动量小，就怕每天不坚持，贵在持之以恒。
寡欲	对身体本能的性欲和金钱名利权势的要求适度降低，顺其自然，不贪心，不执着，不放纵，基本达到就好，知足才会常乐。
节饮食	感恩食物的滋养生命，节制饮食，以新鲜素食为主，以少食为前提，不饱食不强食；饥至七八分，饱至七八分。
安心	心情保持淡然、安宁、平和的状态，努力做到不发怒、不忧郁以及不大喜大悲。
无为	尊重身体和生命的本能，顺应自然的韵律和规律，不自作聪明地违背自然规律。
享天年	健康地活到老天赐予的年岁，有生命的长度和质量；到老也具有生活自理能力，享有理智而温情的临终关怀，能够实现有尊严地往生，而不是被过度治疗、随意用药、电击插管，无所不用其能，被治疗得生不如死，死者被真挚地面对，生者的心灵亦得到抚慰，而不是充满怨恨并孤独凄苦地在ICU里度过生命的最后时光。没有质量和尊严地被活得很久，亦是人生之苦。

　　表4-2中的"无为"可能最难以理解。无为不是简单的没有作为的意思，它是指不去有意地作为，以不违背事物的规律来做事，即顺势而为。无为是无数先贤圣哲毕生追求要达到的人生最高智慧，也是中国人所一直向往"天人合一"的最高境界。用通俗一点儿的话来理解，就是"认识自然，顺应自然，而不是去盲目自大地去改造自然"。记得小时候的课本上告诉我们，要努力"认识自然、征服自然、改造自然"。慢慢长大了，才逐渐发现每一次大规模地改造自然的行为，都受到了自然极其强烈的报复，人只是大自然的一员，我们只能认识自然并顺应自然，虽然可以毁灭自然，但永远无法改造自然。养生的道理亦是如此。在保养生命的过程中，如何实现无为的做法呢？表4-3列出了我理解的在日常生活中无为的一些具体表现，对照起来，可以发现，无为其实说复杂很复杂，说简单又很简单，就是顺应自然和身体的节律，而不是自作聪明地去做这做那。大道至简，贵在"无

为"。当然，知不易行更难，领略到无为的道理不容易，施行起来就更难了。举例而言，困了能否就休息睡觉？夏天能不能做到少吹空调而让身体多出出汗？夏天少吃冰冷的食物、少饮冰凉的饮料？冬天爱美的女生们能不能不只穿单薄的裙子？能不能少吃反季节的蔬果？能不能少吃非当地当季的食物？能不能白天工作夜晚睡觉而不是夜晚工作白天睡觉？能不能少染点儿头发？能不能尽量不以剖宫产的方式生育婴儿？很简单吧，可是要能做到也很不容易。无为并不需要自己额外地多付出什么，只是简单地用自己的身体和生活的节奏去顺应自然规律，而不是违逆它。

表 4-3　生命之道，顺应本能，贵在"无为"

	生活当中"无为"的具体实践
无为	饿了就吃，感觉饱了就放下筷子；渴了就喝，不渴就少喝；少吃或不吃过于冰冷的食物。
	有"二便"和有痰、鼻涕时，顺势排出，不忍不憋。不能经常使用药物来通便。
	累了、困了就休息、就睡，而不是进行运动或强撑，睡觉是身体最有效的修复方式；特别是身体虚弱或非常疲乏的时候，要多静静地休息，而不要进行强烈的各类运动，假如耦合心脏疾病，即使慢跑也可能导致猝死；近年来，马拉松跑步现场一些业余参与者猝死的案例不断见诸报端，不可不慎。
	夜晚是用来睡觉的，不是用来工作、熬夜或运动的；睡前少吃、不吃；早上醒了也不长时间赖床；白天是用来工作的，而不是用来睡觉的；温度降低，冷了就穿衣，温度升高，热了就脱衣；夏天该出汗出汗，冬天该穿衣要穿衣，夏天少在空调房中吹空调。
	吃当地、当季的时令蔬果与食物，反季节的蔬果少吃、不吃。
	身体的本能性欲随遇而安，不使用药品强制助性，不贪恋，不执着。
	不随意使用药物中断身体适度的发烧、喷嚏、瘙痒、腹泻等自愈过程；不随意使用手术改造身体，尊重身体的整体性。
	春生、夏长、秋收、冬藏，生活和饮食顺应自然节律，例如：春天饮花茶、夏天绿茶、秋天青茶、冬天红茶；春夏秋冬，各主食甘辛酸苦等；冬天更应注意保养身体的元气，运动强度不宜过大，不宜大量出汗。

生命由自己把握

生命之道，其实至简，贵在"无为"，实际就是顺应自然规律，顺势而为：饿了就吃，渴了就喝，饱了放筷；困了就睡，白天工作，夜晚睡觉，不长期熬夜，该上床上床；吃当地当季的食物（现在物流和网购发达，可以吃到很远甚至国外的果蔬，这些蔬果远非当地当季的食物，这对人的健康真的不知道是福还是祸；又如，凉茶产于我国南方，较为寒凉，起降暑祛湿的功效，所以，并非就适合我国北方人饮用）；该出汗出汗，冷了穿衣，太冷会冷坏人，热了脱衣，太热会捂坏人（特别是对于孩子，往往穿的衣服太多，"有一种温度叫大人觉得孩子冷"，长辈往往心疼孩子而给孩子穿着过多的衣物，反而会捂出病来），秋往冬去慢慢加衣，冬往春来慢慢脱衣；秋季养肺，冬季养肾，春季养肝，夏季养心，长夏养脾；神心淡然，来而不过喜，去亦无大悲；《养性延命录·教戒篇第一》中指出"少不勤行（作者注：指年少时不进行勤劳的体力劳作），壮不竞时（作者注：指顺应时运），长而安贫，老而寡欲，闲心劳形"；不刻意追求长寿，不斤斤计较延年，以"不养生"而至保养生命的至高境界！我们千万不要自作聪明，其结果都是聪明反被聪明误，例如晚上熬夜通宵上网白天拼命睡觉，这都是在忤逆阴阳颠倒自然节奏的愚蠢做法，对健康有百害而无一利。《黄帝内经·灵枢·本神》中提到，"故智者之养生也，必顺四时而适寒暑，和喜怒而安居处，节阴阳（作者注：指房事）而调刚柔，如是则僻邪不至，长生久视。"《寿亲养老新书·四时养老总序第八》有云，"人能执天道生杀之理，法四时运用而行，自然疾病不生，常年可保。"

在《黄帝内经·素问·四气调神大论》中，关于春夏秋冬如何"因顺自然"做了非常好的阐述（见表4-4），我们在日常的生活保健中可以参考施行。

表 4-4 春夏秋冬，生命宜因顺自然

季节	因顺自然
春季	此谓发陈。天地俱生，万物以荣。夜卧早起，广步于庭。被发缓形，以使志生。生而勿杀，予而勿夺，赏而勿罚。此春气之应，养生之道也。
夏季	此谓蕃秀。天地气交，万物华实。夜卧早起，无厌于日。使志无怒，使华英成秀。使气得泄，若所爱在外。此夏气之应，养长之道也。
秋季	此谓容平。天气以急，地气以明。早卧早起，与鸡俱兴。使志安宁，以缓秋刑。收敛神气，使秋气平。无外其志，使肺气清。此秋气之应，养收之道也。
冬季	此谓闭藏。水冰地坼，无扰乎阳，早卧晚起，必待日光。使志若伏若匿，若有私意，若已有得，去寒就温。无泄皮肤，使气亟夺。此冬气之应，养藏之道也。

　　世上并没有长生之术，也没有长生不老药，但是却有养生之道。人出生的先天素质不同，后天生长的环境也不同，纵使身体条件较差，然而只要善于养护生命，也是可以增加健康与寿命的。前面举过蜡烛燃烧的例子，把一支长的蜡烛放在风中燃烧，把一支短的蜡烛放在笼中燃烧，并细心呵护，则非常有可能是长蜡烛先灭而短蜡烛后灭。所以，保养生命的学问值得努力去感悟去钻研去实践。但是，千万不能把身心调整和追求健康当成自己一种沉重的心理负担，不能强迫自己不甘愿去做什么或不做什么。太过于执着、太过于认真养生的人，反而容易生病，这个不可不提醒自己。大概做到六七成以上就可以了，一切慢慢来，逐渐实践，逐渐感受，逐渐适应，逐渐喜欢，逐渐开悟，慢慢地就会把握住自己生命之中的健康、快乐与幸福。《东坡养生集·调摄》中，东坡先生曾形象地以断绝肉食为例指出了如何逐渐适应与逐渐调整的过程："然绝欲，天下之难事也，殆似断肉。今使人一生食菜，必不肯。且断肉百日，似易听也，百日之后，复展百日，以及期年，几忘肉矣。但且立期展限，决有成也。"先给自己设定一个百日的期限，执行完了之后，再给自己设定一个百日的期限，慢慢来，给自己一个机会，挑战一下自己的贪念与惰性，最大的

敌人其实就是自己，慢慢地，你一定会喜欢上那个不断改变了的自己。

不要做得过头，再好的东西，无论是食物、运动以及其他种种，都要适可而止。例如《黄帝内经·素问·脏气法时论》就有"五味所禁、五劳所伤"之说，"五味所禁：辛走气、气病，无多食辛；咸走血，血病，无多食咸；苦走骨，骨病，无多食苦；甘走肉，肉病，无多食甘；酸走筋，筋病，无多食酸。是谓五禁，无令多食。五劳所伤：久视伤血，久卧伤气，久坐伤肉，久立伤骨，久行伤筋，是谓五劳所伤。"《吕氏春秋》也记载有："室大则多阴，台高则多阳。多阴则蹶，多阳则痿。此阴阳不适之患也。是故先王不处大室，不为高台，味不众珍，衣不燀热。燀热则理（作者注：指脉理）塞，理塞则气（作者注：指气血）不达；味众珍则胃充，胃充则中大鞔（作者注：通"懑"，指闷胀），中大鞔则气不达。以此求长生，其可得乎？"一切在于适度，过犹不及。

偶尔尝试下各地的美食，偶尔放纵或任性一下自己，也未尝不可。一两次或短时间的合符养生之道，并没有什么积极效果；一两次或短时间的不尊重养生之道，也往往看不出什么恶劣影响。健康的身心是自己最最宝贵的财富，也是人生最明智的投资，也最有收益。健康虽然不是人生中的第一之物，但是却是唯一之物。"不积跬步无以至千里"，调整身心健康把握生命贵在持之以恒，通过饮食结构与生活方式的调整与改变，日积月累，贵在坚持。通过它，会爱上自己，爱上生活，更感受到生命的存在及其意义，并感恩于生命。好好感受和享受饮食调整与生活方式调整与改变带给自己的变化，积极把身心回归的喜悦和周边的朋友分享。

要努力成为在健康的时候就知道保养生命的"智者"，而不是一味地在病痛之后懊悔与惋惜。生不再来，逝不可追。糊涂的人在透支健康，聪明的人在投资健康，没有健康，家庭、事业、财富、功名利禄等等都将失去存在的意义，千万不要干"钱在银行，人在天堂"以及"粉骨碎身亲人恨，留得虚名在人间"的傻事。靠长期透支健康换来的那些成就，在美好的生命面前真的丝毫不值。"亲戚或余悲，他人亦已歌。死去何所道，托体同山阿"，无健康，存地失人人地皆可失；有健康，存人失地人地皆可得。健康在，存人失地不可怕；健康不在，存地失人才可悲。会爱自己才健康，真爱自己才幸福，生命之中的健康、快乐与幸福，真的可以由自己来把握。当下以及未来，什么最贵？毫无疑问，健康最贵，绝不是车子、房子、票子与位子。《千金方·养性》是这样来描述健康"智者"的："同出名异（作者注：指身体相同），智者察同，愚者察异；愚者不足，智者有余，有余则耳目聪明，身体轻强，年老复壮，壮者益理。是以圣人为无为之事，乐恬淡之味，能纵欲（作者注：指满足性生活）快志，得虚无之守，故寿命无穷，与天地终。此圣人之治身也。"健康的智者，在身体还好着的时候就注意身体的变化，而不是等身体出现大问题了才去关注它；健康的智者，顺应自然，做无为之事，心情淡然安宁，自然就能长寿安康。

要成为健康的"智者"，要学会处理好体检与健康的关系。现在许多单位每年都有体检的福利，但是现实却是许多人虽然通过体检发现了某些疾病以及某些异常的指标，但是担心几天，或是信誓旦旦地表示要开始锻炼、改变饮食等，几天之后又都不了了之。对待体检，还是要有一个客观的态度，如果身体没有什么异常，不宜接受过于频繁的体检（有人甚至一年检查三四次），还是尽可能远离各类影像设备为好，频繁的 X 光胸片检查不但对健康无益反而有害，那种到单位里体检常用的移动 X 光设备进行的胸透，在日本等国家是不允许做的，剂量比较大，一年如果照几次 X 光，没病都可能给整出病来。如果饮食得当，心情放松，松弛有度，即使不体检，身体也自然会健康；如果胡吃海喝，肆意熬夜或纵欲挥霍身体，即使体检查出问题，如果缺乏自控力和施行改变的毅力与决心，同样不会带来身体健康状况的根本好转。体检只是一个契机，通过各项指标的异常来反思自己在饮食与生活方面的不足，这才是体检的真意。事实以及研究表明，经常体检人群的死亡率并不低于不体检人群的死亡率。检查次数多的人，明显死亡的时间更早。（近藤诚，2015）有条件的话，隔上两三年可以检查一次身体，但是千万不要迷信体检。我们要做的，是查出问题之后的切实反思、调整与改变。再者，体检也是一种指标的圈套，查的指标越多，体检者陷入所谓"异常指标"和"疾病"的概率也就越大，越会驱使或鼓励体检者进行更多的进一步检查，并陷入治疗的陷阱。

要成为健康的"智者"，不要牺牲自己的健康，一味去追求钱权名利，一是会变得贪婪和无趣，二是钱权名利及身亦是累赘，总是想着如何能钱生钱，还要提防贼人惦记自己，怕别人总向自己借钱，还怕招人嫉恨、被人绑架……这都是钱财多了的副作用，也会影响人对快乐的感受。《闲情偶寄·颐养部》中是这样描述钱财的：

> 劝贵人行乐易，劝富人行乐难。何也？财为行乐之资，然势不宜多，多则反为累人之具。……财多则思运，不运则生息不繁。然不运则已，一运则经营惨淡，坐起不宁，其累有不可胜言者。财多必善防，不防则为盗贼所有，而且以身殉之。然不防则已，一防则惊魂四绕，风鹤皆兵，其恐惧觳觫之状，有不堪目睹者。且财多必招忌。语云："温饱之家，众怨所归。"以一身而为众射之的，方且忧伤虑死之不暇，尚可与言行乐乎哉？甚矣，财不可多，多之为累，亦至此也。

要成为健康的"智者"，还是多多引以为鉴吧，钱财是谋生需要之物，但是多也为累，平衡好钱财与健康、生活的关系，好好地享受生活与生命才是正理。来一次说走就走的旅行到不同的地方，多读几本充满正能量的好书，以真诚之心交几位可以彼此敞开心扉的"闺蜜"。随心而动，做自己喜欢的事就对了，即使世界再嘈杂，但是努力使自己有一颗平静安宁的心，做好本职工作，同时平平淡淡、安安静静地做些自己感兴趣的事情，不为其他的原因，只为喜欢！慢慢了解自己喜欢什么，爱好什么，告别表面的忙碌，扔掉"我很忙"的借口，不要活在别人的期许或是评价之中。走好自己感兴趣的路，不要总是在意别人的眼光或是评价，没有必要非得得到别人的认可才算是成功或幸福。认可也罢，不认可也罢，管他呢，世界最后只能是自己的，与别人又能有多少关系。自信满满并健康地活着，即是幸福美满快乐的人生。《养性延命录·教诫篇第一》中云，"众人大言而我小语，众人多烦而我少记，众人悖暴而我不怒。不以人事累意，不修君臣之义，淡然无为，神气自满，以为不死之药，天下莫我知也。"别人都在唾沫横飞地关注这关注那，而我讲得很少；别人都有烦恼之事，而我很快就忘记经历过的不快，心中只留下快乐；别人容易动怒发脾气，而我不发脾气不发怒；与其他人的交往平淡如水，对上不献媚，对下不欺凌，对钱权名利也看得很轻，生活顺应自然的节律，每天内心充盈了快乐与幸福感，这就是我的不死之药，只不过其他的人不知道罢了，就这么简单。

现实生活中，许多人都常常以"忙"为借口，不珍惜自己的身体，不适量运动，经常暴饮暴食，常常喝多喝醉，多吃垃圾食品，不间断地加班熬夜，一方面有没有效率自己知道，另一方面问过自己为什么忙吗？我们是否忽视了生活简单安宁的本意，与其说是在"忙忙忙"，还不如说是在"自己杀死自己"！其实，把加班常常挂在嘴上，实在不值得炫耀，如是被动倒也罢了，更多加班的背后其实是工作效率的低下、对健康与亲朋关系的漠视。个体的生命是有限的，而工作则是无限的，以有限对无限，不想不知道，一想真是吓一跳！整天把一个"忙"字作为口头禅，忘记了偶尔可以田园牧歌与寄情山水，忘记了可以天伦叙乐，忘记了可以选择一副更健康愉悦的身心，忘记了偶尔可以发发呆，每天可以看几页好的文字，真的不要以为自己能控制工作与未来，实际上不过是被工作与未来绑架而已。造就自己痛苦人生的，其实就是自己。

在虚华、浮躁和名利的浮云背后，也许每一个人迟早都会发现能拥有一个健康的身体，即使粗茶淡饭，但是吃也香甜睡也安然，每天能有一颗快乐感恩的心，家人健全，家庭和睦，能有几个贴己的好友，能知足和感恩于这种安宁生活，这些才是自己所能拥有的最最宝贵的财富！

第三节　养身亦要养生

成吉思汗欲求长生不老，就向长春真人丘处机讨要长生之术和长生不老药。丘处机说："世界上只有卫生之道，而无长生之药。"短命之人皆因"不懂卫生之道"。丘处机所说的卫生之道即是养生之道。丘处机告诉成吉思汗，这个世界上没有长生不老的药，但是却有养生之道，许多人因为不懂养生之道而寿命较短，他劝诫成吉思汗"一要清除杂念，二要减少私欲，三要保持心地宁静"，要节欲保身，要减少杀戮，要行善。

保养生命的"道"在何方呢？我从书本上没有学到过什么，早先的健康知识来自父母的言传身教以及初中生物课上学到的那点儿知识，之前认为养生是一门非常神秘的学问，甚至是一门玄学，与普通人永远也不会有交集。通过这几年饮食结构与生活方式调整与改变的自我实践，才慢慢地认识到，养生并非是什么神秘的学问，非得有特别专业的背景才能涉及，并非是来自所谓的"中医世家"或"太医传人"才能涉足，饮食结构的调整，生活方式的改变，吃喝拉撒睡都是养生的具体体现，每个人每天都离不开这些东西。养生是指保养生命，身体是生命的基础，养身是基础，是养生的初级层次，在养身的同时亦要养生，从对身体的保健，逐渐上升到对生命轮回不息道理的认知，从树立健康意识，到对生命之中健康、快乐与幸福的把握。当然，现在一提起"养生"这个词，就让人容易联想起曾经遍布大街小巷的"养生保健"，真正的养生绝不是世俗眼中那般的"情色"和不堪。

养生，其实是寓大道于平凡之中，我们每天的吃喝拉撒睡，生病看病吃药，不仅仅只是简单的个体行为，它们均应含有深深的人本关怀，对身体的尊重、对生命与自然的敬畏和对生态环境的珍惜与保护，它们透露着我们的人生态度，需要我们一辈子的思考，是我们生存的智慧和哲学。

养生是通过饮食结构、生活方式和心态的调整与改变，吃对大自然赐予的食物，吃好身体需要的食物，使得自己这个个体与大自然之间能够律动起来，能够聆听到造化的大自然透过身体这个载体传递过来的声音。使得自己能够有质有量地尽享老天给予的年月，少生病或是不生病，能够快乐地过好每一天的生活，能够感受到内心充满的幸福感。到人生的终了，自然地衰老而死，能够心怀坦然地接受死亡而不是害怕、恐惧死亡的来临，更不是痛苦地病死，也不是在病床上饱受各种救治的无尽折磨，自己不受罪，家人不遭罪，医疗与社会资源也不被白白地浪费；逝者的尊严受到尊重，生者的心灵亦得到抚慰，如此而已。

生命不是一个器官加上一个器官的简单组合，生命是大自然天造地化的杰作，是一个整体，生命的任何一个细节都应与天地节奏有所律动。自然不是一种生物加上一种生物的简单组合，人仅仅只是自然的一员，任何一次大规模地改造自然的行为都收到了大自然无情的反作用力，征服自然的行为，长远而言都得不偿失。没有知识可怕，更可怕的是因为拥有了一点儿知识而无所畏惧，更更可怕的是没有智慧的知识让人加倍地愚蠢。人所获得的知识，包括对身体的知识，在自然面前还是渺小而有限的，我们掌握的知识有限，但是我们却表现出无所不知的勇气和气概。因为不知敬畏，不惧因果，狂傲自大，所以，治病救人的医疗成了赚钱营利的工具，药物多多开，手术多多做，缺乏对于身体和生命的尊重；生态环境遭受到了肆意的破坏，"吃了祖宗饭，断了子孙路"；为了填饱肚子，大家都在吃着"易粪而食"的食物；自己作践自己，何时是个头？……"莫道因果无人见，远在儿孙近在身"，我们人类总是不断地在干着饮鸩止渴明知不可为而为之的事情，为了所谓的经济发展和GDP，肆虐地污染自己生存的生态环境，兜里有几个钱了，可是蓝天没有了，空气不能畅快地呼吸了，河流被污染了，水不能喝了，湖泊干涸了，湿地消失了，物种灭绝了，食物污染了，得癌症的人越来越多而且呈现年轻化的趋势，看病的人是越来越多且花费也越来越高了……这一切的背景就是所谓的科技进步与社会发展，这种以牺牲生态环境和健康为代价的发展，成本太高，这种发展在一定程度上是否等同于破坏值得商榷，有时候真的怀疑人类是聪明还是愚蠢。就如《吕氏春秋》中说的那样："肥肉厚酒，务以自强，命之曰烂肠之食。靡曼皓齿，郑卫之音，务以自乐，命之曰伐性之斧。"明知山有虎，偏向虎山行！肥肉厚酒乃烂肠之食，却非吃不可；靡曼皓齿乃伐性之斧，却非得夜夜笙箫，性生活过度，这样哪能不对身体造成伤害，这就是所谓的"不作死不会死"，《养生延命录》序中有云，"如恣意以耽声色，役智而图富贵，得丧萦于怀抱，躁挠未能自遣，不拘礼度，饮食无节，如斯之流，宁免夭伤之患也？"沉迷于声色之中，智慧只是用来谋求富贵，经常患得患失，心中的情绪难以释放，生活起居不按自然规律，饮食上暴饮暴食，像这样的人，生命难免过早地逝去。

《黄帝内经·素问·上古天真论》中记载了皇帝问天师岐伯为什么人会半百而衰的话：

> 乃（作者注：指皇帝）问于天师（作者注：指岐伯）曰：余闻上古之人，春秋皆度百岁，而动作不衰；今时之人，年半百而动作皆衰者，时世异耶？人将失之（作者注：指养生之道）耶？

> 岐伯对曰：上古之人，其知道（作者注：指养生之道）者，

法于阴阳，知于术数（作者注：指保养精气的方法），食饮有节，起居有常，不妄作劳，故能形与神俱，而尽终其天年，度百岁乃去。今时之人不然也，以酒为浆，以妄为常，醉以入房，以欲竭其精，以耗散其真，不知持满，不时御神，务快其心，逆于生乐，起居无节，故半百而衰也。

细度起来，好好品味，这一段皇帝与岐伯的问答中特别是"今时之人不然也，……故半百而衰也"的话虽然写在很久以前，但是，它是不是现今许多人毁坏自己身体健康的生动写照呢？常常酒喝得多，喝醉了还要纵欲无度，挥霍身体，恨不能把自己的身体都掏空，昼夜颠倒，起居饮食没有规律，这样的人衰老自然加快。现实生活中，这样的人真的不在少数。

人地和谐，天人合一，吃是切入点，身体是基础，是媒介，这就需要我们通过对身体的保养来获取对生命、对自然的认识，调整我们的饮食结构，改变我们的生活方式，更有我们对于生命和自然的态度的转变与升华，即由养身这一初级阶段而达致养生这一高级阶段。

我们总是一厢情愿地认为医学是"万能"的，啥病都能治好，期求能遇到手到病除的"神医"，企盼能求到包治百病的"灵丹妙药"，可是真正的无价之药在哪里呢？就在我们每一个人的身边，我们每个人都可以通过自己的"修身养性"得到，那就是《养生三要·卫生精义》中说的"以寡欲为四物，以食淡为二陈，以清心省事为四君子。无价之药，不名之医，取诸身而已"。努力戒除《千金方·养性》中提到的"五难"："名利不去，为一难；喜怒不除，为二难；声色不去，为三难；滋味不绝，为四难；神虑精散，为五难"，说得直白一点儿，就是每个人通过自律都可以做到的"食得少一点儿，吃得素一点儿，欲望低一点儿，情绪安一点儿，心灵静一点儿"，这样就会逐渐达到"不祈善而有福，不求寿而自延"的境界。这就是对生命之中健康、快乐与幸福的把握。

第四节　会爱自己才健康

　　学会爱自己，就是要化被动为主动，不能一辈子都是被动地只知道去看医生、就知道生病了只能吃药，而要学会感谢疾病给自己带来的机遇，经常主动地反思自己的饮食结构和生活方式是否出现了问题。

　　自己吃进去的每一口食物都与自己的身心健康息息相关，与自己的健康未来息息相关，故此，对吃进去的每一口食物都要持有审慎的态度，要充分注意它对自己身心健康的影响；在饮食结构上以新鲜素食粗粮为主，改吃糙米等五谷杂粮以及当地当季产出的新鲜蔬果，逐渐掌握蔬果谷豆膳食纤维好水好油好糖的食用方法。

　　在现代社会，既要努力奋斗，又要在工作之余主动放松自己疲惫的身心，有意放慢自己前行的脚步，懂得适度放下名利物质的欲望，让身体与灵魂同步，懂得身心健康才是自己最大的财富和幸福，学会珍惜自己身边的亲情、爱情与友情。不要忘记了有一种生活状态叫作"慢"，不要忘记了宁静，不要忘记了分享，不要忘记了发呆，更不能忘记了自己。能有时做些表面无用实则养心的事情，也许人生才会更加完美。看看闲书，品品风月，走走路，偶尔看看路边的风景，给自己的心灵安一个家，心安自足，淡然安宁，能安享静慢的生活，自然就会健康、快乐并感受到幸福。无论是对个人或是对社会来说，有时候"不发展"恰恰是一种更好的"发展"。

　　从调整饮食结构和生活方式入手，健康的身体、快乐的心灵以及内心的幸福感是能够自己保养出来的。作为普通人，我们到底在追求什么呢？工作？事业？生活？因为工作以及与之关联的事业的目的还是为了生活得更加美好，所以，我们此生追求的还是生活本身，所以，我们要学会从饮食结构和生活方式入手来调整生命，努力提升生命的质量与长度。

只要切实调整与改变饮食结构和生活方式，身心就能逐渐回归。身体会变得健康，各项指标会正常，上医院的次数会减少，医疗支出会降低，也会为排队挂号看医生难而少费不少心思；身体不再臃肿，身形变得苗条有致，特别是女士们不用再担心小腹突出，不用担心腰围会超越胸围；心灵会变得宽容、柔软、善良、宁静与单纯；人会逐渐变得和善可亲，气质清新雅致，甚至超凡脱俗，形象变佳，气场变大，也因此带来朋友圈的变大；内心的自我控制力会增强，变得更加自信和强大，能自我静心，克制欲望的能力会增强，能面对食物、人以及纷繁喧嚣的世道保有自己坚定的方向、理念与追求，不再有太多的浮躁，对人对物能常持有善念，常怀有感恩的心，拥有看淡名利的智。会逐渐体会到饮食结构和生活方式调整与改变对于重拾健康的无比益处，享受身心回归的巨大快乐。

不仅身体的健康可以"保养"出来，快乐的心灵也可以"保养"出来。不仅要保养"身体的健康"，更要保养"心灵的健康"。具有健康的身体和快乐的心灵不仅能够快乐地享受每一天的点滴生活，更会不断地学会分享，既分享自己的快乐，也分享他人的忧愁，会体会到"分享"带给自己的那种无以言表的快意，会拥有更多更好的朋友，会打开更大层次的人生交际圈。

通过保养身心，还能使得自己能够具有独立生活的能力，即使面临老龄化社会的威胁也能坦然面对；到退休了、年老了，能自己照顾自己起居，能够健康而快乐地颐养天年，把想做的事情都尽可能地去做了；在某一个自己可能能够预期的日子里无疾而终，能够有尊严而平静地离开这个世界。

保养身心的目的，并不是为了片面地追求长命百岁（当然能达到这样的目标也是件好事，健康长寿是每个人的梦想，不必否认），而是为了使得自己能够发现自己身边蕴藏的财富，能够以健康的身体和快乐的心灵享受当下每一天的生活。为自己的身心健康计，吃健康素；为地球生态环境计，吃生态素。不仅素食，亦能素心，心里常持有对自我的谦恭之心、对食物的感恩之心、对万物生灵的呵护之心以及对大自然的敬畏之心，爱惜与敬重大自然中的一草一木一人一物。

努力成为身心有追求的人，成为符合世界低碳饮食潮流的人，一个有着 21 世纪高尚品位的人；为自己提升生命的长度与质量，为社会、家庭减负担；减少对水土等各类自然资源的过度消耗以及对生态环境的压力，为后代积福报，为地球母亲环境的保护做出个人力所能及的更大贡献！

健康中国已经成为我国的国家战略，没有全民健康就没有全面小康（习近平语）；没有全民的健康也不可能有健康中国战略的实现。个人是社会的基本单元，每一个你、我、他都可以通过学会爱自己的过程获得身体的健康和心灵的快乐，那么我们的社会也必然就相应地会更加健康、更加向上、更加和谐。

好，这里把前面所有的观点最后总结一下，精彩一起分享：

第一，会爱自己才健康，把自己完全交给医生和药物不靠谱，我的健康我做主，自己才是自己与家人最好的医生；

第二，生活好了健康千万不能丢，当心病从口入，小心富贵成病！食物关系健康，入口应要谨慎，富贵不胡吃，胡吃海塞损健康；

第三，生病是礼亦是友，读懂疾病的警示，疾病是提醒自己即刻开始调整不当饮食与不良生活方式、开悟人生的良机；

第四，尊重身体，敬畏生命，善于倾听身体发出的声音，做善于提早预防和"自救"的智慧患者，只要从现在做起，身心回归不是梦；

第五，食物亦是良药，饮食需均衡，食物新鲜卫生，素食更益健康。"三白"危害大，五谷杂粮益处多，常吃粗茶淡饭，尽量细嚼慢咽。规避外出用餐风险；

第六，健康要重"屎"，便便是身体的"书信"，排便不畅是病源，进出平衡才健康。如要便畅保安康，饮食调结构，生活转方式，治本方为上上策；

第七，顺应自然，不憋便，不熬夜，不纵欲，常食当地当季新鲜食物，不饿不强食，吃饭不饱食。运动宜适量，步行好处多。生活有规律，经常晒太阳，按时睡好觉，饮食应节制，适当少食保健康；

第八，保持平常心，欲望简单点儿，生活快乐点儿，内外不纠结，知足能常乐，快乐才健康！学会感受自己内心的安宁，发现自己身边的幸福，多自信多宽容多欣赏多点赞少抱怨，广结善缘，多利他才能利己，成就的是他人，成全的实则是自己；

第九，健康之神就是自己！养生能够增智，善养才能延年。身心健康才是最大的财富，安享天年才是真正的幸福。

愿天下每一个普通人通过自己的学习、思考和实践，都能身体健康、心灵快乐并家庭幸福，健康、快乐、亲情、友情、爱情永远围绕在每个人的身边。努力践行饮食结构和生活方式的调整与转变，只要从现在就开始行动，一切都还不算迟！

相信我，也相信你自己，生命之中的健康、快乐与幸福，真的是可以由自己去把握的！

参考文献

一、著作

〔德〕约翰内斯·科伊、玛伦·弗兰茨：《抗癌饮食》，拜发译，译林出版社，2012 年。

〔美〕彼得·博尔西：《原来吃素最健康》，叶红婷译，武汉出版社，2009 年。

〔美〕雷久南：《回归身的喜悦》，北方文艺出版社，2010 年。

〔美〕T. 柯林·坎贝尔、霍华德·雅各布森：《救命饮食Ⅱ：全营养与全健康从哪里来？》，赵若曦等译，中信出版集团，2015 年。

〔美〕T. 柯林·坎贝尔、托马斯·M. 坎贝尔Ⅱ：《中国健康调查报告》，张宇晖译，吉林文史出版社，2006 年。

〔美〕一节生姜《吃什么呢？——舌尖上的思考》，漓江出版社，2014 年。

〔美〕约翰·罗宾斯：《食物革命》，李尼译，北方文艺出版社，2011 年。

〔日〕安保彻、石原结实、福田稔：《不可不知的救命健康常识》，广西科学技术出版社，2012 年。

〔日〕渡边淳一：《钝感力》，南海出版公司，2014 年。

〔日〕冈本裕：《90%的病自己会好》，黄文玲译，大是文化有限公司，2010 年。

〔日〕冈本裕：《90%的病自己会好 2》，张凌虚译，光明日报出版社，2013 年。

〔日〕甲田光雄：《甲田式少食法》，李刘坤译，北方文艺出版社，2009 年。

〔日〕近藤诚：《为什么有人带癌长生？》，天津科学技术出版社，2015 年。

〔日〕石原结实：《苹果胡萝卜汁减肥》，孙莎莎等译，南海出版公司，2009 年。

〔日〕石原结实：《断食法》，朱一飞译，中医古籍出版社，2011 年。

〔日〕新谷弘实：《肠胃会说话》，南海出版公司，2010 年。

〔唐〕孙思邈：《千金方　千金翼方》，中华书局，2013 年。

［宋］陈直、［元］邹铉：《寿亲养老新书》，中华书局，2013 年。

［明］王如锡：《东坡养生集》，中华书局，2011 年。

［明］袁了凡、［清］袁开昌：《摄生三要　养生三要》，中华书局，2013 年。

［清］曹庭栋：《老老恒言》，中华书局，2012 年。

［清］李渔：《闲情偶寄》，中华书局，2011 年。

［清］尤乘：《寿世青编》，中华书局，2013 年。

郭玉红、陈伟：《〈本草纲目〉食物养生速查全书》，中国轻工业出版社，2011 年。

姜淑惠：《这样吃最健康》，北方文艺出版社，2009 年。

咪蒙：《我喜欢这个功利的世界》，湖南文艺出版社，2016 年。

钱超尘：《黄帝内经》，中华书局，2012 年。

天龙：《低碳素食生活——一位素食家 18 年食素自疗手记》，百花洲文艺出版社，2011 年。

杨月欣、王光亚、潘兴昌：《中国食物成分表》（第 2 版），北京大学医学出版社，2011 年。

一心不二堂：《寿命是一点一滴努力来的》，世界知识出版社，2015 年。

张克镇：《医疗的背后》，社会科学文献出版社，2016 年。

二、论文

Gitanjali M Singh, Renata Micha, Shahab Khatibzadeh, et a1. Estimated Global, Regional, and National Disease Burdens Related to Sugar-Sweetened Beverage Consumption in 2010. Circulation, 2015, DOI：10. 1161/CIRCULATIONAHA. 114. 010636.

Wenying Yang, Juming Lu, Jianping Weng, et a1. Prevalence of Diabetes among Men and Women in China. The New England Journal of Medicine, 2010, 362.

曹迪娟、郑娜、邹昀瑾等：《媒体称中国每年人均挂 8 个吊瓶　过度输液亟待遏制》，中青在线：http：//news.cyol.com/content/2012-09/07/content_6933392.htm。

陈大春：《心身疾病》，好大夫在线：http：//www.haodf.com/zhuanjiaguandian/

chendachun_820731280.htm。

龚惠香、李向晟、刘明睿等：《高校教师职业压力状况调查及其应对方式分析》，《高等理科教育》，2010 年第 5 期。

顾觉奋、王芸、郑珩：《我国儿童抗生素滥用现状危害及应对》，《2010 年中国药学大会暨第十届中国药师周论文集》，2010 年。

黄佳妮、杨梦倩、李娜：《基于政府管制视角的地沟油现象成因及对策》，《当代经济》，2012 年第 1 期。

黄小妹、张泉水、夏莉等：《深圳市 1390 名新生代农民工的心理压力调查》，《当代医学》，2012 年第 9 期。

李静、王颖慧：《青少年肥胖潜存沉重医疗和经济负担》，《经济参考报》，2012 年 8 月 31 日。

李文华：《我国生态环境早已处于赤字运转状态》，《科学时报》，2008 年 11 月 26 日。

江林新、廖圣清、周慰等：《上海市中小学教师工作压力状况调查报告》，《上海教育科研》，2012 年第 3 期。

江曙光：《中国水污染现状及防治对策》，《现代农业科技》，2010 年第 7 期。

蒋万祥、田忠景、陈静等：《微山湖水域重金属分布特征及水质评价》，《淡水渔业》，2012 年第 4 期。

金振娅：《专家：40 岁以上的医师患病率为普通人群 2 倍》，《光明日报》，2013 年 12 月 9 日。

吕诺：《中国慢性病致死占总死亡的 85%》，新华网：http：//news.xinhuanet.com/local/2012-07/09/c_112391548.htm。

潘玲、刘晨辉：《每周 5 天素食对 II 型糖尿病患者血糖及相关疾病的影响》，《西部医学》，2013 年第 9 期。

史志诚：《1956 年欧洲反应停事件》，西北大学《毒理学史研究文集（第六集）》，2006 年。

宿希强、汪仲元：《自来水质量"流向"：从安全到健康》，《中国质量万里行》，2011 年第 5 期。

孙洪文、秦红：《北京市大兴区青少年肥胖及超重现状调查》，《中国学校卫生》，2007 年第 10 期。

孙伟、乌日汗：《长三角核心区碳收支平衡及其空间差异》，《地理研究》，2012 年第 12 期。

王国安：《中国心脏性猝死病人全球第一》，中国新闻网：http：//www.chinanews.com/jk/news/2009/11-06/1949980.shtml。

王志胜：《把脉"过度医疗"》，《健康大视野》，2005 年第 8 期。

俞莹：《媒体称我国自来水合格率仅 50%　无城市实现直饮》，中国经济网：http：//www.ce.cn/xwzx/gnsz/gdxw/201205/08/t20120508_23301711.shtml。

袁野：《"地沟油"拷问人性道德》，《农经》，2010 年第 4 期。

曾鼎：《大陆中草药肝损害调查》，《凤凰周刊》，2014 年第 24 期。

曾利明：《中国每年约 20 万人死于药物不良反应》，中国新闻网：http：//www.chinanews.com/jk/2011/01-03/2762894.shtml。

张彩虹：《珠海市餐饮业中添加非食用物质和滥用食品添加剂情况监测数据分析》，《中国卫生检验杂志》，2009 年第 6 期。

郑英丽、周子君：《抗生素滥用的根源、危害及合理使用的策略》，《医院管理论坛》，2007 年第 1 期。